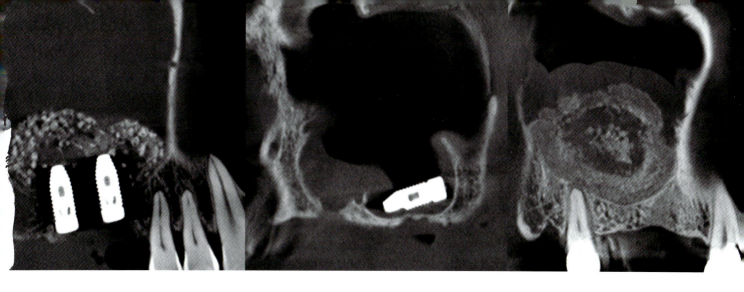

CTと動画が語る
サイナスフロアエレベーションの真実

バイオロジーと
併発症対策のポイント

野阪泰弘

クインテッセンス出版株式会社　2018

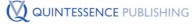

Berlin, Barcelona, Chicago, Istanbul, London, Milan, Moscow, New Delhi, Paris, Prague, São Paulo,
Seoul, Singapore, Tokyo, Warsaw

序文

　筆者がインプラント治療に携わるきっかけとなったのは、担当した患者が退院日に自ら命を絶ったことである。患者は歯肉癌のため上顎が切除され、義歯の安定が得られずに鬱状態に陥ったことが原因であった。数年後、骨結合型インプラントが日本に紹介され、インプラントを応用した顎補綴に出会い、あまりにも衝撃的な治療法に愕然としたことを鮮明に憶えている。一方、インプラント治療では異物が清潔域と不潔域を貫通して存在するため、メインテナンスが必須で終診はない。したがって、一般の医療とは違う側面があり、口腔の解剖、インプラント治療の歴史と原理、治療計画、治療期間および費用など、患者の説明に十分な時間が必要となる。筆者は、2005年に口腔外科主体の診療体制で開業したが、インフォームドコンセントの獲得を重視し、2009年以降はインプラント治療とCT撮影の連携医療のみを行っている。

　サイナスフロアエレベーションは上顎洞底部の骨造成術で、上顎洞の発達により上顎臼歯部の歯槽骨高径が少ない症例に行われている。以前は、パノラマX線写真でサイナスフロアエレベーションの術後評価が行われていたが、上顎洞の形態は複雑であるため、術式や骨補填材が十分に検証されていたとは考えにくい。当院では、開業時から歯科用コーンビームCT（CBCT）を導入したため、低被曝で鮮明な三次元的画像を入手することが可能であった。CBCTでサイナスフロアエレベーションの術前と術後を評価すると、今まで知らなかった新事実が数多く判明し、驚きと苦悩の日々を送っている。

　インプラント手術は生体に異物を埋入するため、病巣を摘出する手術とはまったく違うと考えられる。異物に対する生体の反応はさまざまで、同じ術式で同じ生体材料を使用しても、治療結果は決して一定ではない。したがって、学会や論文などで報告されている術式や生体材料の優位性は、すべての患者に反映されるわけではなく、内容を否定する症例や文献が排除される「確証バイアス」が存在していることも考慮する必要がある。

　本書では、筆者が経験したサイナスフロアエレベーションを供覧し、CBCT画像、病理組織標本および動画で客観的に評価した。しかし、あくまでも筆者が現時点で考察している内容であるため、すべてが正しいとは考えられない。今後、サイナスフロアエレベーションに対する生体の反応がさらに解明され、本書が予知性の高い術式や生体材料の開発に寄与できれば幸いである。

　最後に、多くの真実を教えていただいた患者さんと紹介医の先生方に、心より感謝申し上げます。

2018年　初夏

野阪泰弘

CONTENTS

1章 上顎洞の解剖と生理 … 007

1 副鼻腔の構造 … 008
2 上顎洞の構造 … 009
3 鼻呼吸時、上顎洞に空気が出入りする … 010
4 上顎洞粘膜は線毛運動によって上顎洞内の異物を鼻腔に排泄している … 011
5 サイナスフロアエレベーションでは骨膜を剥離・挙上している … 013
6 サイナスフロアエレベーションとは？ … 014
7 使用するCT装置の被曝線量を把握する … 018
8 X線写真やCT画像のX線不透過像は骨なのか？ … 019
9 オスフェリオン®（β-TCP）はサイナスリフトに用いて骨に置換するのか？ … 022

2章 術前診断のポイント … 025

1 サイナスフロアエレベーションの意味があるのか？ … 026
2 上顎洞粘膜の腫脹 … 029
3 生活歯の根尖に注意 … 059

3章 術中の落とし穴 … 061

1 どこにウィンドウを作製するか？ … 062
2 上顎洞の形態は複雑 … 065
3 後上歯槽動脈に注意 … 069
4 上顎洞の内壁を十分に挙上する … 073
5 上顎洞の内壁が鼻腔底方向に陥凹している場合、内側部の吸収が生じやすい … 079
6 上顎洞粘膜骨膜が破れたら… … 086
7 サイナスリフトとインプラントの同時埋入は安全か？ … 095
8 ソケットリフトの落とし穴 … 099

4章 術後CTで判明した新事実 … 103

1 上顎洞粘膜は術後1週に爆発する!? … 104
2 術後1週に生じる上顎洞粘膜腫脹の問題点とは？ … 106

3	術後の上顎洞粘膜腫脹によってウィンドウ部から骨補填材が溢出する	110
4	ウィンドウ部を完全に閉鎖しても骨補填材が溢出する!?	112
5	骨補填材が溢出する問題は目減りだけではない	118
6	骨補填材の溢出を予防する方法	121
7	ソケットリフトでも術後1週に上顎洞粘膜の腫脹が生じる	123
8	ソケットリフト後、インプラントが自然に上顎洞に迷入する!?	125
9	β-TCP顆粒を用いたサイナスリフトの術後CT画像で判明した、さまざまな生体の反応	127
10	β-TCP顆粒が骨に置換するスピードには個人差がある	132

COLUMN　サイナスフロアエレベーションでは風邪に注意！ … 134

5章　サイナスリフトの併発症 … 135

1	サイナスリフト部に十分な骨が形成されなかった	136
2	サイナスリフトの術後感染では急性上顎洞炎が発症する	138
3	術後感染のリカバリーはインプラント治療ができなければ意味がない	140
4	自家骨を用いたサイナスリフトの術後感染におけるリカバリー	141
5	非吸収性アパタイトを用いたサイナスリフトの術後感染	144
6	Bio-Oss®を用いたサイナスリフトの術後感染	146
7	オスフェリオン®を用いたサイナスリフトの術後感染（1）	148
8	オスフェリオン®を用いたサイナスリフトの術後感染（2）	151

6章　ソケットリフトの併発症 … 153

1	ソケットリフトで骨結合が獲得されなければ、口腔上顎洞瘻が生じる	154
2	補綴後にインプラントが脱落し、口腔上顎洞瘻が生じる場合がある	158
3	インプラントの上顎洞迷入	160
4	迷入したインプラントは体位によって上顎洞内を移動する	162
5	インプラントの上顎洞迷入は、人間関係を崩壊させるリスクがある	164

索引 … 166

このマークがついている画像については、クインテッセンス出版のホームページにて、本書添付のシリアルナンバーを入力することで動画をご覧いただけます。

執筆協力者（敬称略）

野阪ひとみ：野阪口腔外科クリニック・歯科医師
東　奈緒　：野阪口腔外科クリニック・歯科衛生士
大原千尋　：野阪口腔外科クリニック・歯科衛生士
吹田久美子：野阪口腔外科クリニック・受付
山本美織　：元野阪口腔外科クリニック・歯科衛生士
雨松慶衣　：元野阪口腔外科クリニック・受付
市川美穂　：元野阪口腔外科クリニック・歯科助手
久山温子　：元野阪口腔外科クリニック・歯科助手

術前の準備、手術、記録および資料作成において、ご協力と多大なる尽力をいただき、
本書を執筆することができました。
執筆協力者の皆様に、心より感謝いたします。

上顎洞の解剖と生理

1. 副鼻腔の構造
2. 上顎洞の構造
3. 鼻呼吸時、上顎洞に空気が出入りする
4. 上顎洞粘膜は線毛運動によって上顎洞内の異物を鼻腔に排泄している
5. サイナスフロアエレベーションでは骨膜を剥離・挙上している
6. サイナスフロアエレベーションとは？
7. 使用するCT装置の被曝線量を把握する
8. X線写真やCT画像のX線不透過像は骨なのか？
9. オスフェリオン®(β-TCP)はサイナスリフトに用いて骨に置換するのか？

副鼻腔の構造

　鼻腔の周囲には薄い骨に囲まれた含気腔が存在し、副鼻腔と呼ばれている。副鼻腔には、前頭洞、篩骨洞、蝶形骨洞および上顎洞の4つがあり、上顎洞は最大の副鼻腔である（図1-a）。なぜ副鼻腔が存在するのかについては諸説あるが、「外傷や温度変化から脳を守るため」と考えられている。

　各副鼻腔は粘膜に被われ、前頭洞、前・中篩骨蜂巣および上顎洞は中鼻道と（図1-b、c、図2-a）、後篩骨蜂巣と蝶形骨洞は上鼻道と交通し（図1-c、d）、線毛運動によって異物を粘液とともに後鼻孔へと排泄している（図1-e）。したがって、副鼻腔炎によって副鼻腔から排膿や浸出液の流出が生じた場合は「後鼻漏」という症状が生じる[1]。

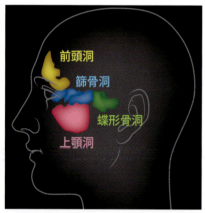

図1-a 鼻腔の周囲には4つの副鼻腔が存在する。

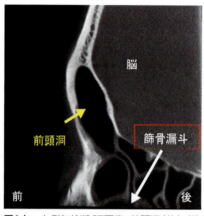

図1-b 右側矢状断CT画像。前頭洞（黄矢印）は前頭骨に存在し、篩骨漏斗を介して中鼻道に開口している。

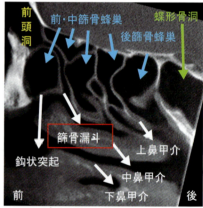

図1-c 右側矢状断CT画像。篩骨洞（青矢印）は篩骨に存在し、多数の蜂巣に分かれている。前・中篩骨蜂巣は中鼻道に、後篩骨蜂巣は上鼻道に開口している。

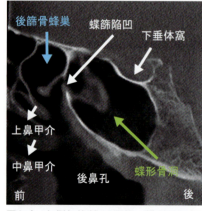

図1-d 右側矢状断CT画像。蝶形骨洞（緑矢印）は蝶形骨に存在し、蝶篩陥凹に開口し、上鼻道と交通している。

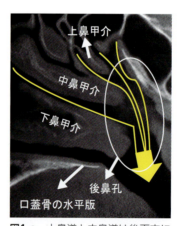

図1-e 上鼻道と中鼻道は後下方に傾斜しているため、副鼻腔からの分泌物は後鼻孔を通り、咽頭部に至って嚥下される。

※図1-b〜eは3DX（モリタ）で撮影した筆者のCT画像。

---

1. 馬場 亮, 尾尻博也, 最上拓児, 山添真治, 小橋由紋子, 野沢陽介, 青柳 裕. 鼻副鼻腔領域の解剖. 画像診断 2015；35(1)：8-19.

上顎洞の構造 2

　上顎洞は、上顎骨に位置するもっとも大きい副鼻腔で、自然口を介して中鼻道に通じている（図2-a）。上顎洞の上壁は眼窩底に相当し、下壁は歯槽突起となり歯性感染症の影響を受けやすい（図2-b）。水平的には前壁、後壁および鼻腔側壁に相当する内壁で構成され、内壁が底辺で頬骨下陵を頂点とする三角形を呈している（図2-c、d）[2]。

　上顎洞の大きさと形状にはかなりの個人差があり、複数の隔壁が存在することもあるため、サイナスフロアエレベーションの術前診断にはCT画像が不可欠である。

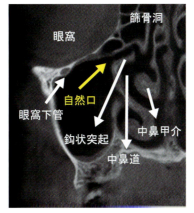

図2-a　右側冠状断CT画像。上顎洞は上顎骨に存在し、自然口を介して中鼻道と交通している。

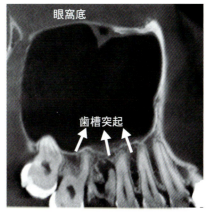

図2-b　右側近遠心断CT画像。上顎洞の上壁は眼窩底に相当し、下壁は歯槽突起となる。下壁が歯に近接しているため、6|の病巣により上顎洞粘膜が若干腫脹してる。

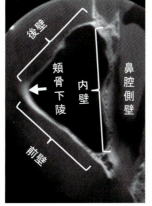

図2-c　右側水平断CT画像。水平断の上顎洞は前壁、後壁および内壁で構成され、内壁が底辺で頬骨下陵を頂点とする三角形を呈する。

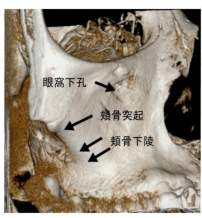

図2-d　右側上顎のボリュームレンダリング画像。頬骨突起の下方には頬骨下陵が存在する。頬骨下陵が頬側に突出している場合は、後壁を直視できない場合がある。

2. 上條雍彦. 口腔解剖学 1 骨学. 東京；アナトーム社, 1969.

鼻呼吸時、上顎洞に空気が出入りする 3

上顎洞は自然口を介して鼻腔と交通しているため、鼻呼吸で生じる鼻腔の気流によって、空気が上顎洞に出入りする。

1 鼻から空気を吸い込む

上顎洞内の空気が自然口を介して鼻腔に流出し、上顎洞内が陰圧になる(図3-a)。したがって、サイナスリフトの術中に鼻から空気を吸い込むように指示すると、剥離された上顎洞粘膜骨膜は上方に引き上げられる(図3-b)。

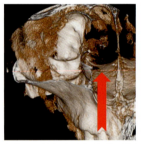
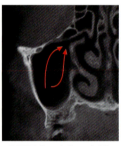
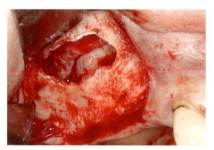

図3-a 鼻から空気を吸い込むと、上顎洞内の空気は自然口から鼻腔に流出し、上顎洞内は陰圧になる。

図3-b 鼻から空気を吸い込むように指示すると、サイナスリフトで剥離された上顎洞粘膜骨膜は上方に引き上げられる。

2 鼻から空気を出す

空気が鼻腔から自然口を介して上顎洞内に流入し、上顎洞内が陽圧になる(図3-c)。したがって、サイナスリフトの術中に鼻から空気を出すように指示すると、剥離された上顎洞粘膜骨膜は下方に垂れ下がる(図3-d)。

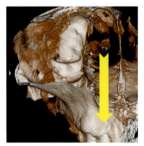
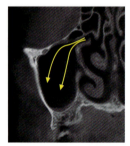
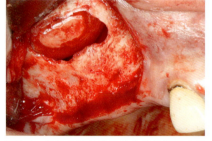

図3-c 鼻から空気を出すと、空気が鼻腔から自然口を介して上顎洞内に流入し、上顎洞内は陽圧になる。

図3-d 鼻から空気を出すように指示すると、サイナスリフトで剥離された上顎洞粘膜骨膜は下方に垂れ下がる。

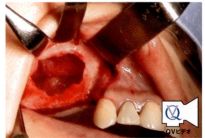

ビデオ1 サイナスリフトの術中において、剥離された上顎洞粘膜骨膜は、鼻から空気を吸い込むと上方に引き上げられ、鼻から空気を出すと下方に垂れ下がる。

> **POINT** 単純に考えると逆のように思えるが…
>
> 鼻から空気を吸い込むと、そのまま上顎洞内に空気が流入するように考えがちである。しかし、実際には鼻腔内の気流により、空気は上顎洞から鼻腔に流出する。筆者の前著[3]では、恥ずかしながら逆に記載しているので、修正していただければ幸いである。

3. 野阪泰弘. CTで検証する サイナスフロアエレベーションの落とし穴. 東京:クインテッセンス出版, 2010.

上顎洞粘膜は線毛運動によって上顎洞内の異物を鼻腔に排泄している 4

　空気中には細菌、ウィルスおよび埃などの異物が浮遊しているため、鼻呼吸によって上顎洞内に異物が入り込む。一方、自然口の位置は上顎洞の上方に位置しているため、上顎洞は内部に異物が蓄積しやすい環境にあると考えられる（図4-a）。一方、上顎洞は上顎洞粘膜で覆われ、粘膜の表面には粘液が存在し、湿潤した状態になっている（図4-b）。

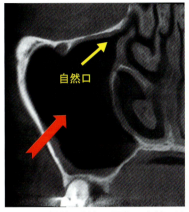

図4-a　6部頬舌断CT画像。自然口は上顎洞の上方に位置しているため、空気中の異物は重力によって上顎洞内に蓄積する。

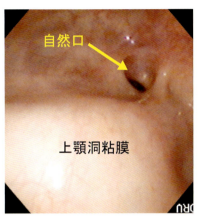

図4-b　aの赤矢印から見た、ファイバースコープ画像。上顎洞内は湿潤した上顎洞粘膜で覆われ、自然口が確認された。

　上顎洞粘液貯留嚢胞を摘出した患者において、上顎洞前壁の骨とともに上顎洞粘膜を採取し、脱灰標本を作製した。上顎洞粘膜は多列線毛円柱上皮、杯細胞および粘膜固有層で構成され、前壁の骨表面には骨膜が存在していた（図4-c、d）。

　また、別症例では、粘膜固有層に固有腺が認められ、導管が多列線毛円柱上皮部に開口していた（図4-e、f）。したがって、杯細胞と粘膜固有腺で産生された粘液によって、多列線毛円柱上皮は湿潤した状態に保たれていると考えられた。

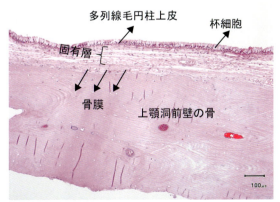

図4-c　上顎洞前壁の骨と上顎洞粘膜の脱灰標本（H.E.染色）。上顎洞粘膜は、多列線毛円柱上皮、杯細胞および粘膜固有層で構成され、上顎洞前壁の骨表面には骨膜が存在していた。

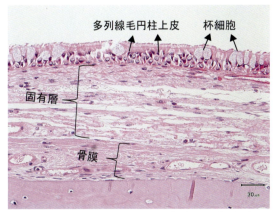

図4-d　cの拡大写真。杯細胞には粘液が貯留し、粘膜固有層にはすう疎な結合組織が認められた。

1章 上顎洞の解剖と生理

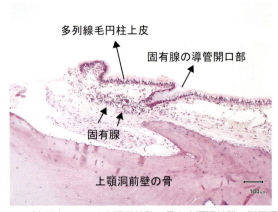

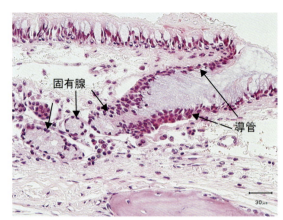

図4-e 別症例における上顎洞前壁の骨と上顎洞粘膜の脱灰標本(H.E.染色)。粘膜固有層に固有腺と導管が認められ、導管は多列線毛円柱上皮部に開口していた。

図4-f eの拡大写真。導管は固有腺とつながり、固有腺で産生された粘液が多列線毛円柱上皮部に分泌されていると考えられた。

さらに、摘出した上顎洞粘膜の表面を、位相差電子顕微鏡写真で観察した。上顎洞粘膜の表面には無数の線毛が認められ、生理食塩液を用いた十分な洗浄にもかかわらず異物が付着していた(**図4-g**)。また、拡大写真では線毛の間に杯細胞が認められた(**図4-h**)。

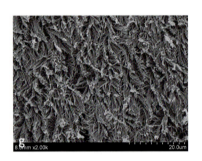

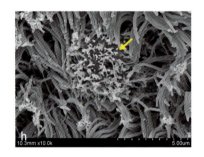

図4-g 上顎洞粘膜表面の位相差電子顕微鏡写真。無数の線毛と異物が認められた。(大阪歯科大学・中央歯学研究所・堀 英明先生のご厚意による)

図4-h gの拡大写真。線毛の間に杯細胞が認められた(矢印)。

多列線毛円柱上皮の表面には、ゲル層とゾル層と呼ばれる2種類の粘液層が存在する。ゲル層は最表面に存在する粘弾性が高い粘液層で、上顎洞内に侵入した異物が付着しやすい性状になっている。また、ゾル層はゲル層の直下に存在する粘弾性が低い粘液層で、線毛が動きやすい環境になっている。線毛は鞭ふり様に運動するが、回復打の時期に線毛は湾曲した状態でゾル層のみを移動する(**図4-i**)。一方、有効打の時期に線毛の尖端部がゲル層内に食い込み、異物が付着したゲル層を一定方向に移動させる(**図4-i**)。つまり、多列線毛円柱上皮の線毛運動は、能動的に異物が付着したゲル層を自然口に向けて移動させて鼻腔へ排泄し、上顎洞内を清潔に保つ働きをしている(**図4-j**)[4]。

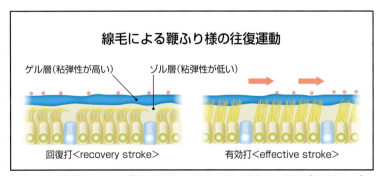

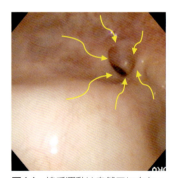

図4-i 線毛運動のイメージ図。線毛は、鞭うち様に運動し、異物が付着したゲル層を一定の方向に移動させる。

図4-j 線毛運動は自然口に向かって起こり、能動的に異物が付着したゲル層を鼻腔に排泄している。

4. 近藤光子, 玉置 淳. 医学と医療の最前線 気道分泌の管理と治療. 日内会誌 2012;101(12):3525-3532.

5 サイナスフロアエレベーションでは骨膜を剥離・挙上している

　通常、サイナスリフトやソケットリフトの手術書では、上顎洞粘膜を剥離・挙上すると表現されている。しかし、上顎洞粘膜は非常に脆弱であるため、上顎洞粘膜のみを骨膜から剥離することは困難と考えられる。つまり、実際には骨膜を骨面から剥離し、上顎洞粘膜を骨膜とともに剥離・挙上している（図5-a）。したがって、本書では「**上顎洞粘膜骨膜を剥離・挙上する**」と表現する。

　サイナスリフトで上顎洞粘膜骨膜を剥離した場合、骨膜は帯白色で強度を有するが、骨膜が裂開して固有層が露出した部位は暗赤色で脆弱である（**図5-b**）。したがって、上顎洞粘膜に裂開が生じなくても、固有層が露出した場合は、コラーゲン膜で補強するほうが無難と考えられる（**図5-c**）。

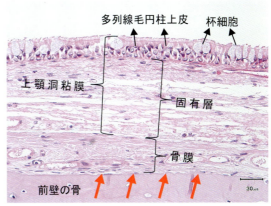

図5-a 骨の表面には骨膜が存在し、サイナスフロアエレベーションでは、骨膜を剥離・挙上している（赤矢印）。

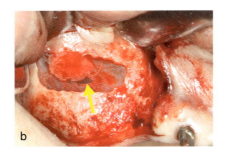
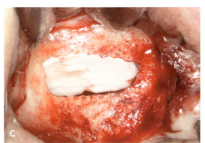

図5-b サイナスリフトの術中写真。剥離された骨膜は帯白色で強度がある。骨膜が裂開して上顎洞粘膜のみになっている部位は、暗赤色で脆弱である（矢印）。

図5-c 肉眼的に上顎洞粘膜の裂開を認めなかったが、固有層は脆弱であるため、テルダーミス®（以下、®略）を設置して同部を補強した。

　β-TCPを用いたサイナスリフトにおいて、β-TCPの骨置換は上顎洞の骨面から生じ、母骨との境界が不明瞭になる（**図5-d、e**）。一方、術後9ヵ月のCT画像では、新上顎洞底部にX線不透過性のラインが出現し、同部でも骨が形成されていると思われる（**図5-e**）。

　したがって、新上顎洞底部では、剥離された上顎洞粘膜骨膜の骨膜から骨が形成されていると筆者は考えている。

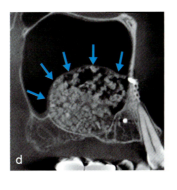
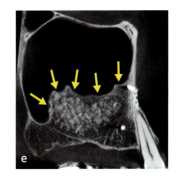

図5-d 術直後の近遠心断CT画像。サイナスリフト部の上方には、挙上された上顎洞粘膜骨膜の陰影が認められた（青矢印）。

図5-e 術後9ヵ月の近遠心断CT画像。新上顎洞底部にはX線不透過性のラインが認められ（黄矢印）、上顎洞粘膜骨膜の骨膜から骨が形成されていると考えられた。

サイナスフロアエレベーションとは？ 6

上顎臼歯部のインプラント治療において、上顎洞が下方に発達している症例では歯槽骨高径が少なくなり、十分な長さのインプラントを埋入できない場合がある。サイナスフロアエレベーションは上顎洞粘膜骨膜直下の骨造成術で、サイナスリフトとソケットリフトの2種類がある。

1 サイナスリフト（Lateral window technique）

歯槽骨高径が1～6mm程度しか存在しない症例に行うサイナスフロアエレベーションで、広範囲の上顎洞底部に骨を造成することが可能である。通常は、サイナスリフト部に骨が形成されてから二期的にインプラントを埋入する。しかし、インプラントに十分な初期固定が得られれば、サイナスリフトと同時にインプラントを埋入する場合もある。

＜二期的埋入の術式＞
(1) 上顎洞前壁に骨切りを行い、トラップドアを作製する（図6-a、b）。
(2) トラップドアの周辺から上顎洞前壁、底部、後壁および内壁の上顎洞粘膜骨膜を十分に剥離・挙上する（図6-c）。
(3) 挙上した上顎洞粘膜骨膜と上顎骨壁とのスペースに骨補填材を填入し（図6-d）、チタンメッシュとマイクロスクリューを用いてウィンドウ部を強固に閉鎖する（図6-e～g）。
(4) サイナスリフト部に骨が形成されてから、インプラントを埋入する（図6-h、i）。

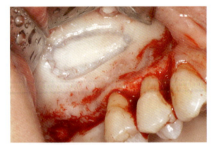
図6-a 上顎洞粘膜骨膜を損傷しないように上顎洞前壁に骨切りを行い、トラップドアを作製する。

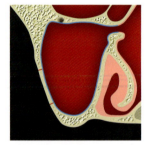
図6-b 骨切り部の頬舌断イメージ。

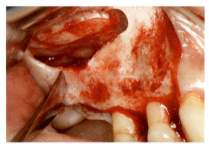
図6-c 上顎洞前壁、底部、後壁および内壁の上顎洞粘膜骨膜を剥離・挙上する。

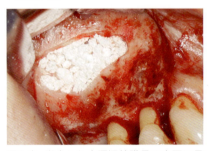
図6-d 挙上した上顎洞粘膜骨の直下に骨補填材を填入する。

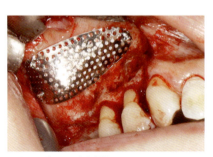
図6-e ウィンドウ部をチタンメッシュとマイクロスクリューで強固に閉鎖。

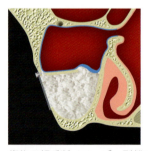
図6-f 術後の頬舌断イメージ。剥離された上顎洞粘膜骨膜は収縮して分厚くなる。

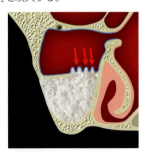
図6-g 剥離された上顎洞粘膜骨膜は、波状にはならない（矢印）。

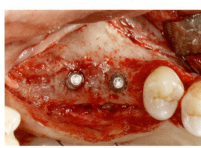
図6-h サイナスリフト後1年にインプラントを埋入した。

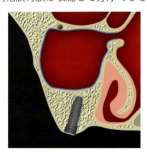
図6-i インプラント埋入時のイメージ。

＜同時埋入の術式＞

(1) 上顎洞粘膜骨膜を十分に剥離・挙上し、インプラントの埋入方向を確認する（**図7-a**）。

(2) インプラントを埋入し、十分な初期固定が得られれば骨補填材をインプラント周囲に填入する（**図7-b、c**）。筆者は、チタンメッシュとマイクロスクリューを用いて、ウィンドウ部を強固に閉鎖している（**図7-d、e**）

(3) 術後6ヵ月に二次手術を施行する（**図7-f、g**）。

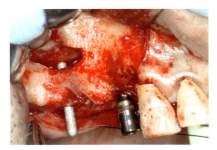

図7-a 上顎洞粘膜骨膜を剥離・挙上後に、インプラントの埋入方向を確認。

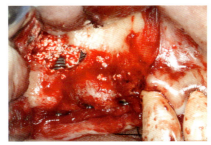

図7-b インプラントに初期固定が得られれば、内側から骨補填材を填入する。

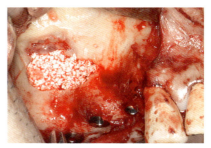

図7-c サイナスリフト部全体に骨補填材を填入。

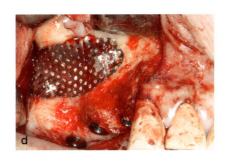
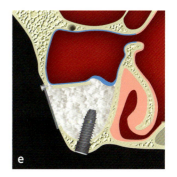

図7-d チタンメッシュとマイクロスクリューを用いて、ウィンドウ部を強固に閉鎖する。

図7-e サイナスリフトと同時にインプラントを埋入したイメージ。

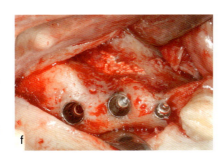
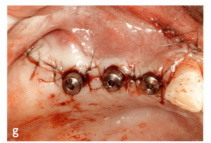

図7-f 術後6ヵ月に二次手術を施行し、骨結合が獲得された。

図7-g ヒーリングアバットメントを連結し、縫合した。

> **POINT**
> サイナスリフトと同時にインプラントを埋入する場合、初期固定が得られなければ、骨結合が獲得されない可能性がある（P.95）。したがって、インプラントに初期固定が得られなければサイナスリフトのみを行い、二期的にインプラントを埋入するべきと考えられる。

1章 上顎洞の解剖と生理

2 ソケットリフト（Osteotome technique）

歯槽骨高径が6mm程度存在している症例において、歯槽頂からオステオトームを用いて局所的にサイナスフロアエレベーションを行う手術で、インプラントを同時に埋入する。

＜ソケットリフトの術式＞

(1) 上顎洞底の皮質骨を一層残存させた深さで、最終直径のドリリングを行う。（図8-a、b）。
(2) オステオトームを用いて、残存させた上顎洞底の骨を上方に骨折させる（図9-a〜c）。
(3) デプスゲージを用いて骨折させた骨片を上方に挙上し、骨片周囲の上顎洞粘膜骨膜を盲目的に剝離する（図10-a）。
(4) 上顎洞粘膜骨膜に裂開が生じていないかを確認後（図10-b）、測定した長さのインプラントを埋入する。（図10-c〜f）。
(5) 術後の経過観察として、年に1回はソケットリフト部をCT画像で評価する（図11-a、b）。

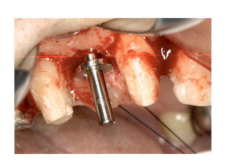
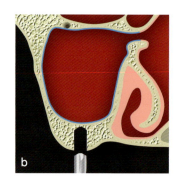

図8-a 上顎洞底の皮質骨を残存させてドリリングを行う。

図8-b ドリリングの頬舌断イメージ。

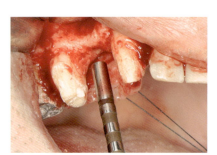
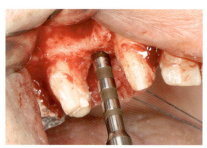
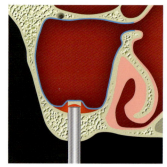

図9-a 形成窩にオステオトームを挿入する。

図9-b マレットでオステオトームを槌打し、上顎洞底の皮質骨を骨折させる。

図9-c オステオトームで上顎洞底の皮質骨を骨折させたイメージ。

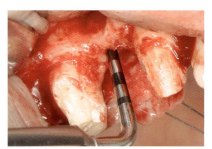
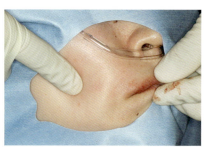
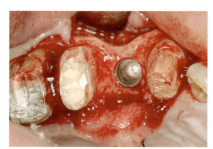

図10-a デプスゲージを用いて骨片を挙上し、骨片周囲の上顎洞粘膜骨膜を盲目的に剝離する。

図10-b 麻酔が効いているので、術者が口唇を指で閉鎖する。患者に頬部を膨らませるように指示し、上顎洞粘膜骨膜に裂開がなければ頬部の膨らみは維持される。

図10-c デプスゲージで測定した長さのインプラントを埋入する。

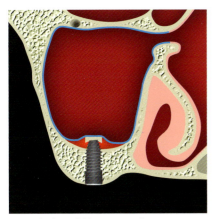
図10-d 埋入直後のイメージ。

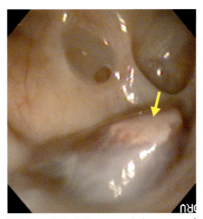
図10-e 埋入直後のファイバースコープ写真。骨折させた骨片（矢印）が認められ、剥離された上顎洞粘膜骨膜は血餅によって紫色を呈している。

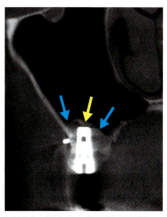
図10-f 術直後の頬舌断CT画像。骨折させた骨片（黄矢印）を頂点として、上顎洞粘膜骨膜と血餅の陰影が扇状に認められる（青矢印）。

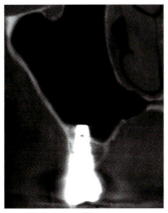
図11-a 術後2年の頬舌断CT画像。インプラント周囲には皮質骨様と海綿骨様のX線不透過像がみられ、上顎洞粘膜に腫脹は認められない。

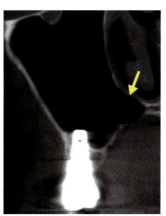
図11-b 術後10年の頬舌断CT画像。インプラントの内側でソケットリフト部のボリュームが若干減少している。上顎洞の内壁が鼻腔底側に陥凹している症例では（矢印）、内側のボリュームが減少しやすいと筆者は考えている（P.79）。

> **POINT**
>
> ソケットリフトにおいて、オステオトームの使用、上顎洞粘膜骨膜の剥離および人工骨の填入は盲目的である。したがって、上顎洞粘膜骨膜が裂開するリスクを考慮して、筆者は人工骨を使用していない。
>
> ソケットリフトで上顎洞粘膜骨膜の裂開が生じた場合、裂開部の修復は非常に難しいと考えられる。術前の説明において、「トラブルが生じた場合はサイナスリフトが必要になる可能性がある」ということを患者に理解させておくことが重要である。

7 使用するCT装置の被曝線量を把握する

上顎洞の診断にはCT画像が不可欠であるが、CT装置によって被曝線量は大きく異なる。したがって、使用するCT装置の撮影範囲と被曝線量を熟知し、医療被曝の低減に努める必要がある。

当院のCT装置は、3DX Multi Image Micro CT FDP（モリタ製作所、京都）である（図12-a）。1照射あたりの被曝線量は0.06ミリシーベルト前後である。一方、頭部ヘリカルCT装置の被曝線量は、1照射あたり0.5～2.0ミリシーベルトといわれている。サイナスフロアエレベーションの術後1年間は、手術に対する劇的な生体の反応が生じる。筆者は、最初の1年間は6回前後のCT撮影を行っているが、合計0.36ミリシーベルト前後の被曝であるため、問題ないと考えている。

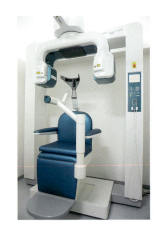

図12-a 3DX Multi Image Micro CT FDP（モリタ製作所、京都）。撮影範囲は6×6cmの円柱形で、上顎洞を撮影できる最小範囲と考えられる。管電圧80kV、管電流5mAの設定では、1照射あたりの被曝線量は0.06ミリシーベルト前後である。また、撮影範囲が狭いため、上顎洞を撮影した場合、X線の感受性が高い水晶体や甲状腺への影響は少ない。

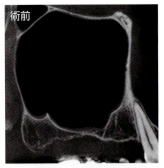

図12-b 上顎洞の病変や形態を診断する。

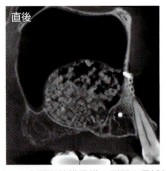

図12-c 上顎洞粘膜骨膜の裂開や骨補填材の填入状況を確認する。

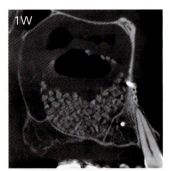

図12-d 術後1週に生じる上顎洞粘膜の腫脹と骨補填材の移動を精査する。

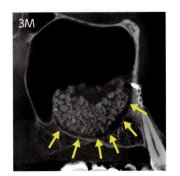

図12-e 上顎洞粘膜腫脹の消退とグレーゾーン（矢印）の出現を確認する。

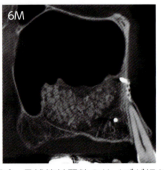

図12-f 骨補填材顆粒のサイズが細かくなっているか否かを評価する。

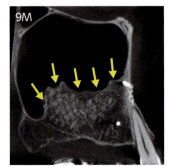

図12-g 新上顎洞底部にX線不透過性のラインが出現すれば（矢印）、インプラントを埋入する。

> **POINT**
> 3DXで6回／年のCT撮影を行った場合、年間の被曝線量は0.36ミリシーベルト程度に過ぎない。しかし、必要以上にCTを撮影することは厳に慎むべきで、術後2年目以降は1～2回／年の割合でCT画像による術後評価を行っている。

8 X線写真やCT画像のX線不透過像は骨なのか？

非吸収性の人工骨を用いた骨造成術では、X線写真やCT画像で人工骨がX線不透過像として観察される。しかし、X線写真やCT画像では、人工骨の周囲に骨が形成されているか否かを評価することは困難で、あくまでもX線不透過物と考えるべきである。

▼患者：65歳、女性

約8年前に人工骨を用いた歯槽堤形成術を受けたが、義歯を装着すると痛みがあるとのことで来院。パノラマX線写真で|23部に顆粒状のX線不透過像が認められたため、同部を摘出した。人工骨塊は、母骨に接している部位は骨様硬であったが、全体としての硬さは発泡スチロール様であった。摘出物の非脱灰標本では、一部で人工骨の周囲に骨組織が認められたが、全体的には人工骨の周囲に線維性結合組織が存在していた。

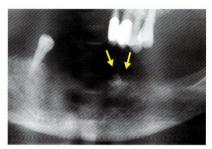

図13-a　初診時のパノラマX線写真。|23部に顆粒状のX線不透過像が認められた。

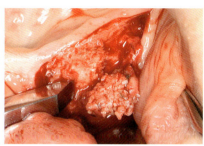

図13-b　母骨に接している部位は骨様硬であったが、全体としての硬さは発泡スチロール様であった。

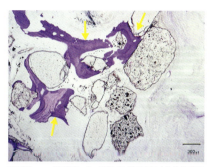

図13-c　摘出物の病理組織写真（非脱灰標本、トルイジンブルー染色）。一部で人工骨周囲に骨組織が認められたが（矢印）、全体的には人工骨の周囲に線維性結合組織が存在していた。

▼患者：53歳、女性

約5ヵ月前に|7を抜歯し、リッジプリザベーションとして同部に非吸収性の人工骨を填入したとのことであった。2週前にインプラント埋入術を受けたが、疼痛が持続するため紹介され来院した。初診時のパノラマX線写真およびCT画像では、|7部にインプラントがみられ、インプラント周囲には顆粒状のX線不透過像が認められた（図14-a、b）。

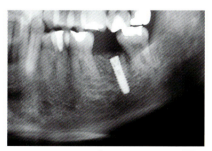

図14-a　初診時のパノラマX線写真。|7部にインプラントがみられ、周囲には顆粒状のX線不透過像が認められた。

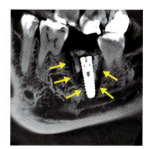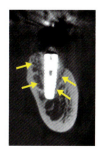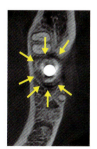

図14-b　初診時の近遠心断（左）、頬舌断（中央）および水平断（右）CT画像。インプラント周囲には顆粒状のX線不透過像が認められたが、抜歯窩との境界は明瞭であった（矢印）。

1章 上顎洞の解剖と生理

初診時の口腔内所見では、「7部歯肉に発赤、腫脹および圧痛はなく、排膿などの感染所見は認めなかった（**図15-a**）。患者はインプラントの抜去を強く希望したため、インプラントを摘出した（**ビデオ2**）。カバースクリューの周囲に人工骨が存在していたが、人工骨に強度は認められなかった（**図15-b**）。また、インプラントは埋入後2週であったため、摘出は容易であった（**図15-c**）。

一方、インプラント周囲に存在した人工骨の強度は発泡スチロール様であったため、人工骨塊を摘出した（**図15-d、e**）。人工骨塊は母骨から容易に剥離可能で、抜歯窩と同様な骨欠損が認められ、抜歯窩にはまったく骨が形成されていないと考えられた（**図15-f**）。摘出した人工骨塊の病理組織写真では、人工骨の周囲には線維性結合組織が存在し、骨組織はまったく形成されていなかった（**図15-g**）。

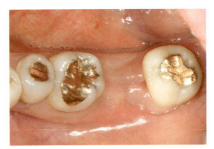
図15-a 「7部歯肉に発赤、腫脹および圧痛はなく、排膿などの感染所見は認めなかった。

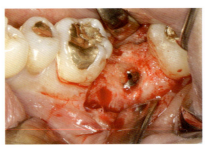
図15-b カバースクリューの周囲には人工骨が存在していた。

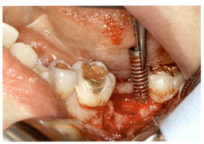
図15-c インプラントは抵抗なく抜去された。

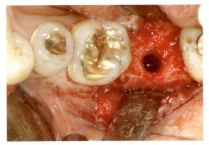
図15-d インプラント周囲に存在した人工骨の強度は発泡スチロール様であった。

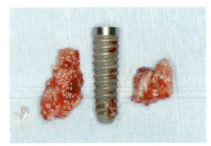
図15-e 摘出したインプラントと人工骨塊。

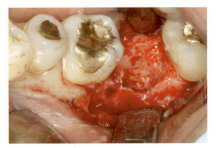
図15-f 人工骨塊を摘出すると、抜歯窩と同様な骨欠損が認められた。

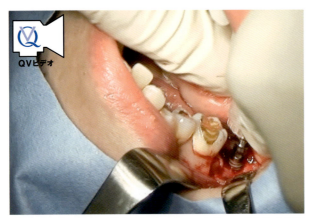
ビデオ2 人工骨塊の強度は発泡スチロール様で、抜歯窩の骨面から容易に剥離された。

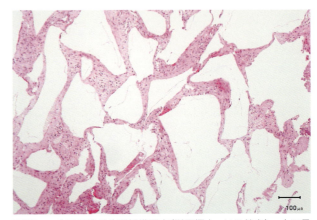
図15-g 人工骨塊の病理組織写真（脱灰標本、H.E.染色）。人工骨（脱灰により消失）の周囲には線維性結合組織が存在し、骨組織はまったく認めなかった。

> **POINT**
> X線写真やCT画像のX線不透過像はX線不透過物であって、骨組織とは断言できない。

▼患者：62歳、女性

約2年前に他院でサイナスリフトを受けたが、通院が不可能となったため、当院でのインプラント治療を希望して来院した。初診時のCT画像ではサイナスリフト部に明瞭な顆粒状のX線不透過物がみられ、6|部頬舌断CT画像では上顎洞粘膜の腫脹が認められた（**図16-a**）。一方、76|部のクリアランスが不足していたため、インプラント治療は困難であることを患者に説明した。

初診から2年後に、|5歯根破折が疑われ、CT撮影依頼のため再来院した。近遠心断CT画像では、|5歯根が垂直的に破折していた。また、サイナスリフト部にみられた顆粒状のX線不透過像は若干減少していたが、形状は初診時と変化はなく、上顎洞粘膜の腫脹も残存していた（**図16-b**）。本症例では、非吸収性の人工骨が用いられていたが、サイナスリフト部に骨が形成されているか否かをCT画像で評価するのは困難と考えられた。

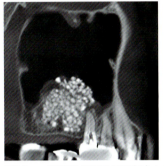
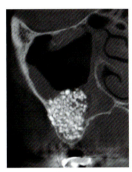
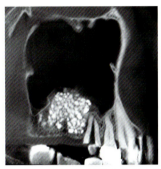
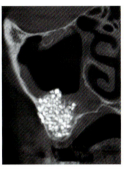

図16-a 初診時の近遠心断（左）と6|部頬舌断（右）CT画像。サイナスリフト部に顆粒状のX線不透過像がみられ、上顎洞粘膜に腫脹が認められた。

図16-b 2年後の近遠心断（左）と6|部頬舌断（右）CT画像。顆粒状のX線不透過像は、初診時と比較して減少していたが、形状は変化していなかった。また、初診時と同様に上顎洞粘膜の腫脹が認められた。

＜実際の骨は、どのようなCT画像を示すのか？＞

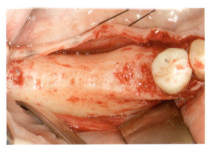
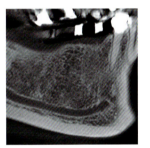

図17-a インプラント埋入時の口腔内写真。|765部には骨が存在していた。

図17-b |765部の近遠心断（左）と6|部頬舌断（右）CT画像。表面は皮質骨様で、内部は海綿骨様のX線不透過像が認められた。

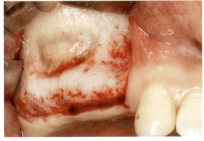
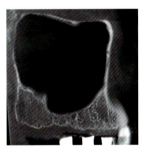
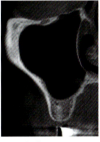

図17-c サイナスリフト時の口腔内写真。歯槽部および上顎洞底部には骨が存在していた。

図17-d 右側上顎の近遠心断（左）と6|部頬舌断（右）CT画像。歯槽頂部と上顎洞底部には皮質骨様の、内部には海綿骨様のX線不透過像が認められた。

> **POINT**
> CT画像のX線不透過像において、表面が皮質骨様で、内部が海綿骨様のX線不透過像を呈していれば、骨と考えても問題ないと思われる。

オスフェリオン®(β-TCP)は サイナスリフトに用いて骨に 置換するのか？

オスフェリオン®(以下、®略)は、日本製の高純度β-リン酸三カルシウム(β-TCP)顆粒で、高い骨伝導能を有する吸収性の骨補填材で、破骨細胞によって吸収されて新生骨に置換する[5]。そこで、実際にオスフェリオンをサイナスリフトの骨補填材をして使用し、病理組織写真およびCT画像で検討した。

▼患者：57歳、女性

|67 欠損に対して、オスフェリオンを用いたサイナスリフトとインプラントの埋入を同時に施行した(図18-a〜c)。1年後の二次手術時に、ウィンドウ部に残存したオスフェリオンを採取し、非脱灰標本を作製した(図18-d〜f)。病理組織学的には、オスフェリオン周囲にグラデーション様に骨組織が認められ、オスフェリオンが骨に置換する過程にあると考えられた(図18-g)。さらに、サイナスリフト部の変化をCT画像で評価した。術後3ヵ月ではサイナスリフト部に顆粒状のX線不透過像がみられたが、術後3年以降では皮質骨様と海綿骨様のX線不透過像が認められた(図19-a、b)。

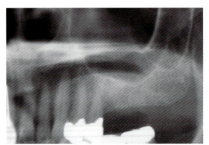

図18-a 術前のパノラマX線写真。|67 が欠損し、上顎洞底が下方に発達していた。

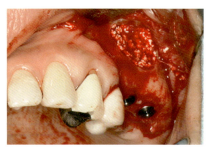

図18-b 術中の口腔内写真。2本のインプラントを埋入し、サイナスリフト部にオスフェリオンを填入した。

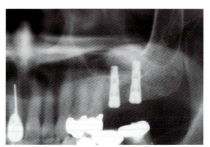

図18-c 術直後のパノラマX線写真。インプラントの尖端部に相当する上顎洞底部に、顆粒状のX線不透過像が認められた。

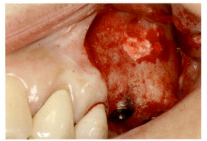

図18-d 二次手術時の口腔内写真。ウィンドウ部の大きさは小さくなっていたが、オスフェリオンは残存していた。

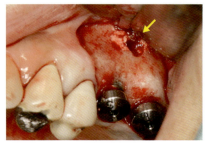

図18-e 患者に承諾が得られたため、トレフィンバーを用いてウィンドウ部の組織を採取した。

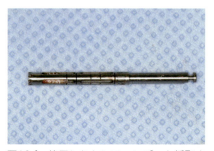

図18-f 使用したトレフィンバーと採取された組織。

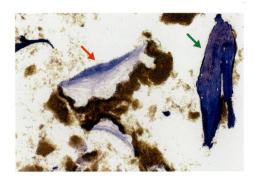

図18-g 非脱灰標本の組織写真(トルイジンブルー染色)。オスフェリオンは褐色を呈し、層板構造を有する骨組織が認められた(緑矢印)。さらに、オスフェリオンの表面からグラデーション様に骨が形成されている部位が認められ(赤矢印)、オスフェリオンが骨に置換する過程にあると考えられた。

5. Matsunaga A, Takami M, Irié T, Mishima K, Inagaki K, Kamijo R. Microscopic study on resorption of β-tricalcium phosphate materials by osteoclasts. Cytotechnology 2015；67(4)：727-732.

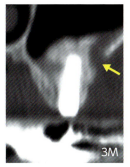 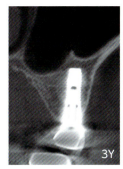 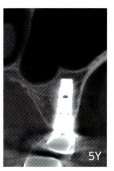 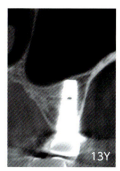

図19-a 術後の6部頰舌断CT画像。術後3ヵ月（ヘリカルCT）ではサイナスリフト部に顆粒状のX線不透過像がみられ、ウィンドウ部に骨欠損が認められた（矢印）。術後3年以降は、サイナスリフト部に皮質骨様と海綿骨様のX線不透過像が認められた。

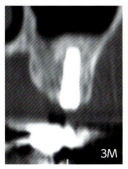 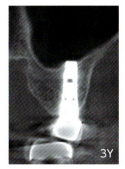 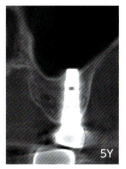 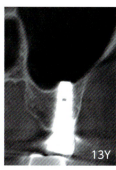

図19-b 術後の7部頰舌断CT画像。術後3ヵ月（ヘリカルCT）ではサイナスリフト部に顆粒状のX線不透過像が認められた。術後3年以降は6部と同様に、皮質骨様と海綿骨様のX線不透過像がサイナスリフト部に認められた。一方、インプラントの尖端部にはX線不透過像が認められず、上顎洞の含気化により吸収が生じていると考えられた。しかし、上顎洞粘膜に腫脹は認められないため、インプラントの尖端は上顎洞内には突出していないと思われた。

▼ **患者：52歳、女性**

7-4欠損に対して（**図20-a、b**）、オスフェリオンを用いたサイナスリフトとGBRを施行し、1年後にインプラントを埋入した（**ビデオ3**）。また、トレフィンバーを用いて6部の組織を採取し、非脱灰標本を作製した（**図20-c〜e**）。病理組織学的には、サイナスリフトの全域に骨組織が認められたが、オスフェリオンは残存していた。

サイナスリフト後6年のパノラマX線写真と6部頰舌断CT画像では、インプラント周囲にX線不透過像が認められ、経過は良好と考えられた（**図21-a、b**）。

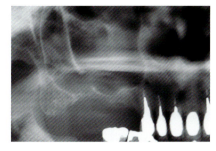

図20-a 術前のパノラマX線写真。7-4は欠損し、上顎洞が下方に発達していた。また、76部の歯槽頂は上方に陥凹していた。

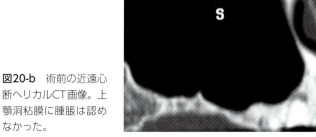

図20-b 術前の近遠心断ヘリカルCT画像。上顎洞粘膜に腫脹は認めなかった。

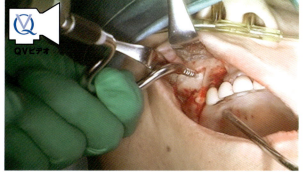

ビデオ3 サイナスリフトとGBR後1年に、6部の骨生検とインプラントの埋入を行った。

1章 上顎洞の解剖と生理

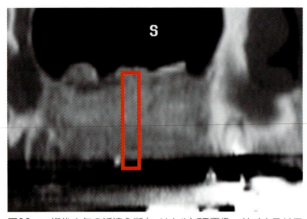

図20-c 術後1年の近遠心断(ヘリカル)CT画像。サイナスリフト部にはX線不透過像が認められ、赤線部から組織を採取した。

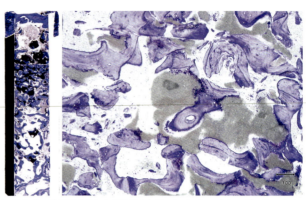

図20-d 非脱灰標本の組織写真(トルイジンブルー染色)。トレフィンバーの全域に骨組織がみられたが、オスフェリオンも認められた(左)。拡大写真では、灰色を呈するオスフェリオンの周囲に骨組織が認められた(右)。

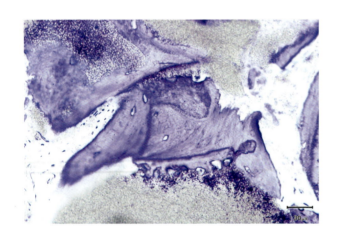

図20-e dの強拡大写真。オスフェリオンの表面から徐々に骨組織が形成され、オスフェリオンが骨に置換する過程にあると考えられた。

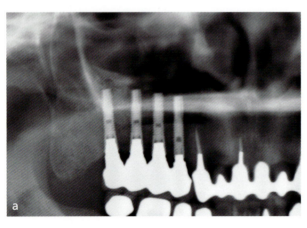
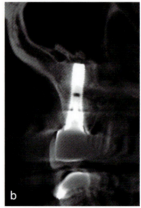

図21-a サイナスリフト後6年のパノラマX線写真。インプラント周囲にはX線不透過像が認められた。

図21-b 同時期の6|部頬舌断CT画像。インプラント周囲には皮質骨様と海綿骨様のX線不透過像が認められ、オスフェリオンは自家骨に置換していると考えられた。

> **POINT**
> サイナスリフトの骨補填材としてオスフェリオンを用いた場合、最終的にオスフェリオンは自家骨に置換するが、術後1年では残存している。

術前診断のポイント

1 サイナスフロアエレベーションの意味があるのか？
2 上顎洞粘膜の腫脹
3 生活歯の根尖に注意

サイナスフロアエレベーションの意味があるのか？ 1

　サイナスフロアエレベーションはインプラント治療のための骨造成術である。しかし、インプラントの埋入方向によってはサイナスフロアエレベーションの効果が期待できない症例があるため、必ずCT画像で術前診断を行う。

▼患者：58歳、男性

　76|67欠損に対してインプラント治療を希望したが、左右のサイナスリフトが必要とのことで、紹介され来院した。

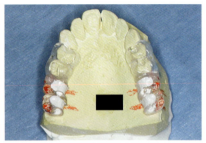

図1-a　作製した診断用ステント。インプラント埋入予定部には、ストッピングを填入した。

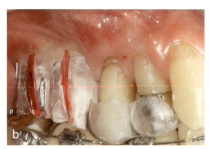

図1-b、c　76|67部に装着した診断用ステント。

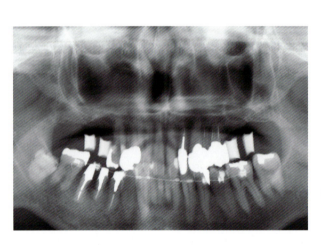

図1-d　術前のパノラマX線写真。左右の上顎洞は下方に発達し、サイナスリフトが必要と思われた。

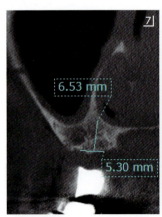
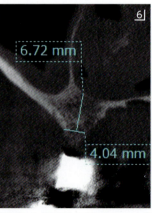
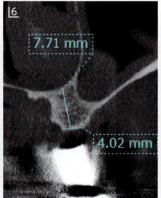
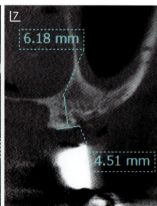

図1-e　診断用ステントを装着して撮影した頰舌断CT画像。インプラントの埋入方向はすべて鼻腔に向かい、サイナスリフトの効果は期待できないと考えられた。また、左右の上顎洞粘膜には腫脹が認められた。

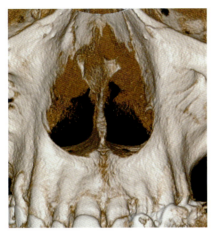

図1-f 術前のボリュームレンタリング画像。梨状口は、上顎骨と比較して大きいと考えられた。

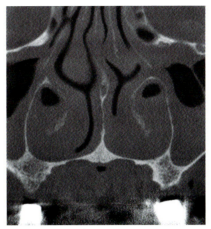

図1-g 術前の6|6部冠状断CT画像。鼻腔が外側に発達し、インプラントは鼻腔方向に埋入することになると思われた。

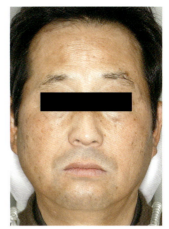

図1-h 術前の顔貌写真。鼻の大きさは正常と思われた。

〈処置および経過〉
　76|67部にGBRを施行し、術後1年にインプラントを埋入した(**図2-a～c**)。

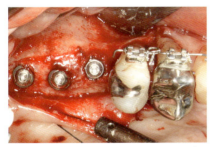

図2-a 右側上顎部は近遠心的な距離が長かったため、3本のインプラントを埋入した。

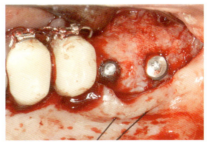

図2-b |67部に2本のインプラントを埋入した。

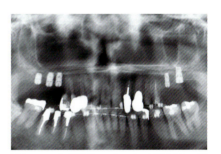

図2-c 一次手術後のパノラマX線写真。埋入後5ヵ月に二次手術を施行したが、すべてのインプラントに骨結合が獲得されていた。

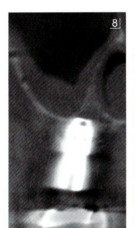
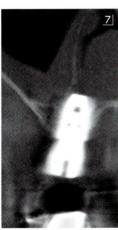
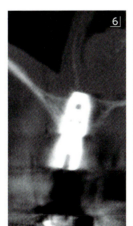
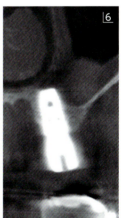
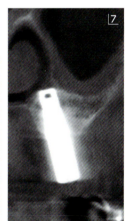

図2-d 二次手術後の頬舌断CT画像。すべてのインプラントは、術前診断のように鼻腔方向に埋入されていた。

2章 術前診断のポイント

> **POINT　パノラマX線写真だけで上顎洞を診断するのは危険**
>
> パノラマX線写真では、上顎洞底と思われるX線不透過性のラインが認められ、6|6部にソケットリフトを併用したインプラントの埋入術を予定した（**図3-a**）。術前のボリュームレンダリング画像では、梨状口は上顎骨に対して若干大きいと思われた（**図3-b**）。一方、6|6部の冠状断CT画像では、鼻腔が外側に発達し、インプラント埋入方向の先には鼻腔が存在していた（**図3-c**）。つまり、同部でソケットリフトを施行した場合、鼻腔底を挙上することになり、非常に危険と考えられた。
>
> したがって、パノラマX線写真で上顎洞底と誤診したX線不透過性のラインは鼻腔底で、CT画像による術前診断は不可欠と考えられた。

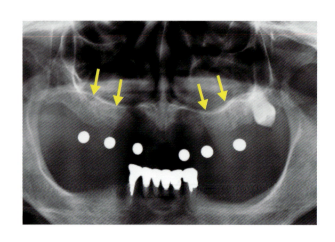

図3-a　術前診断時のパノラマX線写真。上顎洞底と思われるX線不透過性のラインが明確に認められた（矢印）。

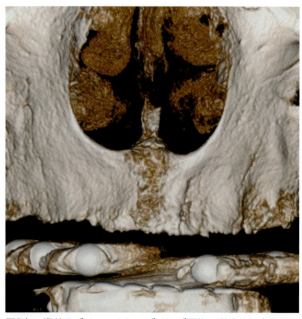

図3-b　術前のボリュームレンダリング画像。梨状口は上顎骨に対して若干大きいと思われた。

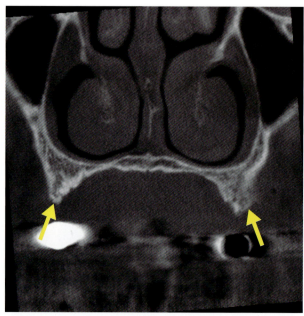

図3-c　6|6部の冠状断CT画像。鼻腔は外側に発達し、インプラント埋入方向の先には鼻腔が存在していた（矢印）。

上顎洞粘膜の腫脹

2

上顎洞粘膜の腫脹は、CT画像で診断しなければならない。上顎洞粘膜に腫脹が認められた場合、原因が歯原性か非歯原性かを診断し、原因の治療によって上顎洞粘膜の腫脹が改善してからサイナスフロアエレベーションを施行する。

残存歯の病変が原因と考えられた術後感染

▼患者：66歳、男性

6|が保存不可能で、同部のインプラント治療を勧められ、紹介され来院した。

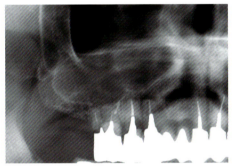
図4-a 初診時のパノラマX線写真。6|遠心根に破折が見られ、上顎洞は下方に発達し、6|部の歯槽骨高径は少なかった。

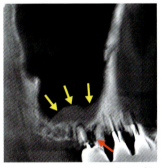
図4-b 近遠心断CT画像。6|根間中隔部にX線透過像が見られ（赤矢印）、上顎洞粘膜に腫脹が認められた（黄矢印）。

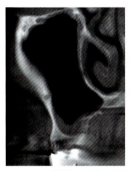
図4-c 6|部頬舌断CT画像。根間中隔部の骨高径は1mm程度で、上顎洞粘膜に腫脹が認められた。

〈処置および経過〉

6|が原因で上顎洞粘膜が腫脹していると考えられたため、6|抜歯後に上顎洞粘膜の腫脹が改善してからサイナスリフトを行うほうが安全と患者に説明した。

以降、患者は当院を受診しなかったが、初診から5ヵ月後に右側鼻閉感および後鼻漏を主訴として再来院した。当院受診後に、某病院歯科口腔外科で、6|を抜歯せずにサイナスリフトを受けたとのことであった。しかし、術後感染が生じたため抗菌薬の投薬を受け、急性症状は改善したが、今後の治療について相談したいとのことであった。

患者は遠方であったため、6|の抜歯と残存する人工骨の摘出が必要と説明し、別の歯科口腔外科を紹介した。

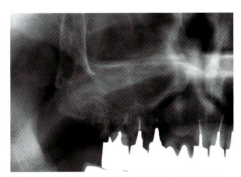
図5-a 再来院時のパノラマX線写真。6|は残存し、上顎洞のX線透過性は初診時よりも低下していた。

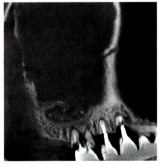
図5-b 近遠心断CT画像。上顎洞底部にX線不透過像が見られ、上顎洞粘膜は著明に腫脹し、含気腔は認められなかった。

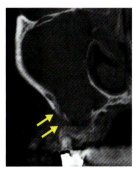
図5-c 6|部頬舌断CT画像。頬側にラテラルウィンドウと思われる骨欠損が認められた（矢印）。

2章 術前診断のポイント

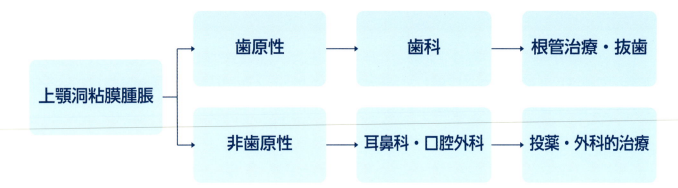

図6-a 上顎洞粘膜腫脹の原因は歯原性と非歯原性に分類できる。まず、歯原性であるか否かを診断し、歯原性であれば根管治療や抜歯を行う。もし原因歯が存在しなければ非歯原性と判断し、耳鼻科や口腔外科に診断と治療を依頼する。

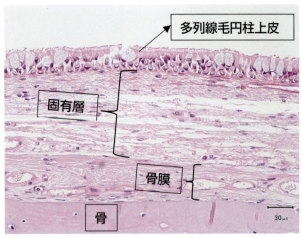

図6-b 上顎洞前壁から採取した上顎洞粘膜の組織写真(H.E.染色)。線毛上皮の直下には固有層があり、固有層の下方には骨膜が存在している。

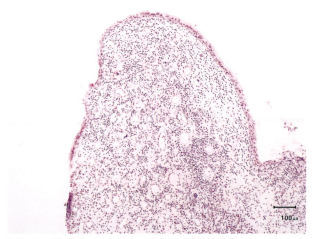

図6-c 感染が起こった上顎洞粘膜の組織写真(H.E.染色)。多列線毛円柱上皮は扁平上皮化生を生じ、固有層に著明な炎症性細胞の浸潤と毛細血管の増生が認められる。したがって、上顎洞粘膜の腫脹は、固有層の炎症性腫脹と考えられる。

POINT

上顎洞粘膜の腫脹が認められる場合、何らかの原因によって炎症が存在し、粘膜固有層に浮腫が起こっている。一方、多列線毛円柱上皮と固有層は非常に脆弱であるため、上顎洞粘膜に腫脹があれば上顎洞粘膜は破れにくいと考えるのは間違いである。

上顎洞粘膜の腫脹
① 分厚いので破れにくい
② 腫脹が何mmならOK？

危険な発想！

歯原性

①根尖病巣

▼患者：39歳、女性

 ⎿45 欠損のインプラント治療を勧められ、紹介来院した。

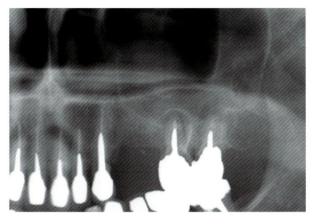

図7-a 初診時のパノラマX線写真。⎿67 根尖部にX線透過像が認められた。

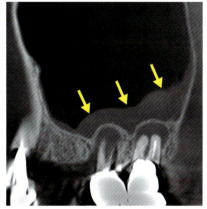

図7-b 初診時の近遠心断CT画像。⎿67 根尖部に類円形のX線透過像がみられ、同部の上顎洞粘膜は腫脹していた（矢印）。上顎洞粘膜腫脹の原因は⎿67 部の根尖病巣と考えられ、上顎洞底に存在していた一層の骨は、炎症波及のバリアにはならないと思われた。

〈処置および経過〉

⎿45 部にインプラント治療を行った場合、⎿6 部病巣からの術後感染を生じる可能性があることを患者に説明した。患者は確実性が高い治療を希望したため、紹介医に⎿67 の抜歯を依頼した。

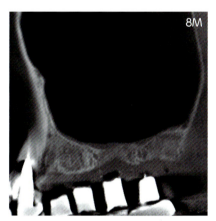

図8-a 抜歯後8ヵ月のCT画像。⎿67 抜歯窩にはX線不透過像がみられ、上顎洞底の膨隆と上顎洞粘膜の腫脹は消失していた。

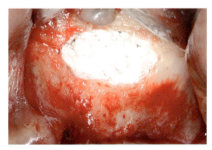

図8-b ⎿567 部の歯槽骨高径は4〜5mm程度であったため、サイナスリフトを施行した。上顎洞粘膜骨膜を挙上し、オスフェリオンを填入した。

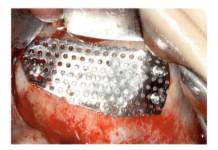

図8-c 術中写真。ウィンドウ部をチタンメッシュとマイクロスクリューで強固に閉鎖した。

2章 術前診断のポイント

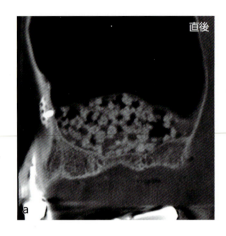
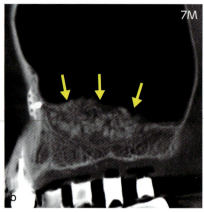

図9-a サイナスリフト直後のCT画像。サイナスリフト部には、オスフェリオンの顆粒が認められた。

図9-b 術後7ヵ月のCT画像。顆粒のサイズは小さくなり、新しい上顎洞底部にX線不透過性のラインが出現していた（矢印）ため、インプラントを埋入した。

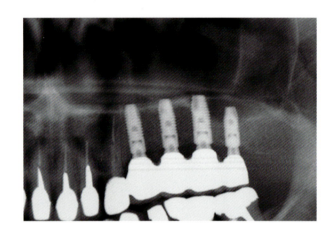

図10-a サイナスリフト後2年のパノラマX線写真。|67 のインプラント尖端は、上顎洞内に突出しているように見えた。

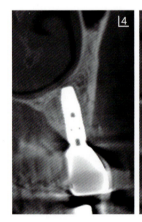
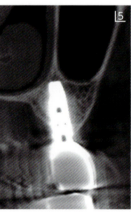
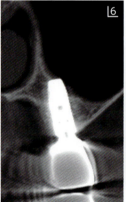
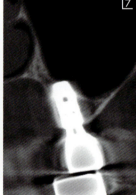

図10-b 同頬舌断CT画像。サイナスリフト部のボリュームは若干減少していたが、インプラント周囲にはX線不透過像が存在し、上顎洞粘膜の腫脹も認められなかった。

> **POINT**
> 上顎洞粘膜の腫脹が歯原性である場合、原因歯の治療後3〜4ヵ月のCT画像で上顎洞粘膜の状態を診断する。上顎洞粘膜の腫脹が改善されなければ、他に原因が存在しないかを精査する。

②抜歯窩治癒不全（腐骨形成）

▼患者：50歳、男性

約2年前に7̲6̲5̲を抜歯し、同部のインプラント治療を希望して某大学病院を受診した。歯槽骨高径が少ないためサイナスリフトが必要と診断されたが、上顎洞粘膜に腫脹が認められるため、当院を紹介され来院した（図11-a〜c）。

抜歯後2年が経過していたにもかかわらず、6̲抜歯窩にはX線透過像が見られ、同部では骨性治癒が生じていなかった。板状のX線不透過物が原因と考えられ、X線不透過物は変性あるいは腐骨化した硬組織と思われた。一方、同部では上顎洞底の骨が欠損していたことから、X線不透過物が上顎洞粘膜の腫脹に影響を及ぼしている可能性が示唆された。

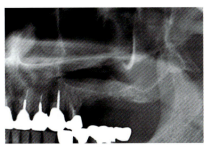

図11-a 初診時のパノラマX線写真。7̲6̲5̲が欠損し、上顎洞は下方に発達していた。

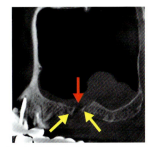

図11-b 初診時の近遠心断CT画像。6̲部に板状のX線不透過像が認められ（黄矢印）、同部で上顎洞底が欠損していた（赤矢印）。

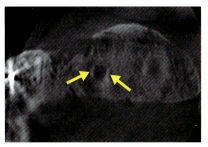

図11-c 初診時の水平断CT画像。6̲口蓋根部にリング状のX線不透過像が見られ（矢印）、中心部にX線透過像が認められた。

〈処置および経過〉

まず、6̲口蓋根部に存在したX線不透過物を摘出し、ファイバースコープで上顎洞内を精査した（図12-a〜j、ビデオ1）。術後4ヵ月のCT画像で上顎洞粘膜の腫脹が改善したため、サイナスリフトを施行した（図13-a〜c）。また、追加で4̲3̲が抜歯となったため、7̲-3̲のインプラント治療を行った（図13-d、e）。

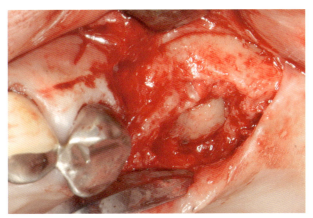

図12-a 6̲部硬組織の摘出後写真。上顎洞底部の骨膜を介して、乳白色の軟組織が上顎洞側に認められた。

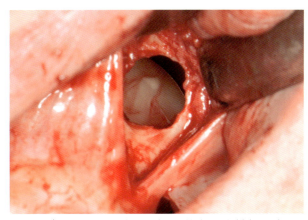

図12-b 4̲部に縦切開を加え、上顎洞前壁の骨を削除し、上顎洞内にアプローチした。

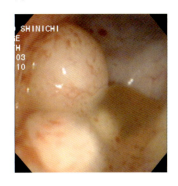

図12-c ファイバースコープ画像。乳白色不透明な腫瘤が3つと黄色透明な腫瘤が1つ認められた。

2章 術前診断のポイント

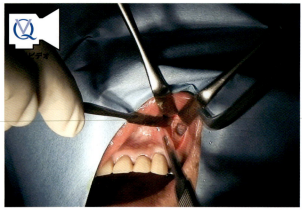

ビデオ1 |4_の縦切開部から上顎洞前壁の骨を削除し、骨膜を切開後に上顎洞内にアプローチした。プローベで腫瘤の摘出を試みたが、乳白色粘稠な内容液が流出した。最終的には、鋭匙鉗子を用いて、骨膜上で腫瘤を摘出した。

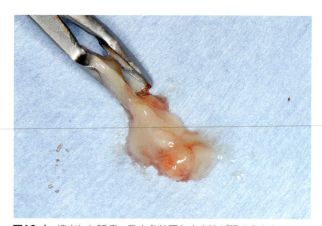

図12-d 摘出した腫瘤。乳白色粘稠な内容液が認められた。

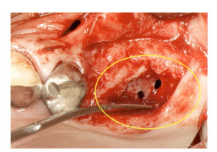

図12-e 摘出後の口腔内写真。上顎洞底の骨膜を温存できたが、2ヵ所で穿孔が生じた(黄円)。

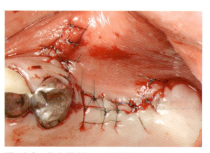

図12-f 骨欠損部には遮断膜や人工骨を設置せず、そのまま創を閉鎖した。

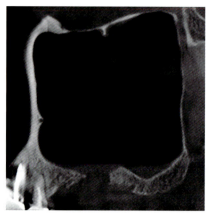

図12-g 術直後のCT画像。|6_部に骨欠損が見られ、上顎洞底部に液体の貯留と思われる水平線状の陰影が認められた。

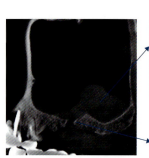

図12-h 初診時の近遠心断CT画像。

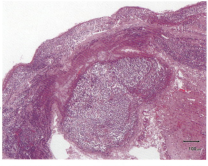

図12-i 腫瘤の病理組織写真(H.E.染色)。扁平上皮化生した多列線毛円柱上皮と、直下に線維性結合組織が認められ、粘液貯留嚢胞と考えられた。さらに、炎症性細胞の著明な浸潤が認められた。

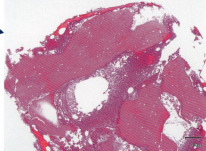

図12-j X線不透過像の脱灰病理組織写真(H.E.染色)。核が染色されない骨組織で、腐骨と考えられた。

2 上顎洞粘膜の腫脹

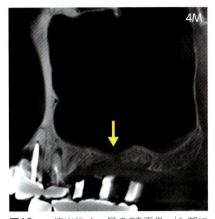

図13-a 摘出後4ヵ月のCT画像。|6 部にX線不透過像が認められ、上顎洞底部のX線不透過性のラインに連続性が出現した（矢印）。

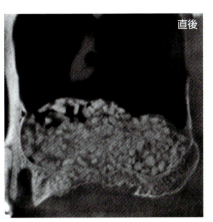

図13-b 紹介医から|4 の保存が困難と連絡があったため、|4 抜歯とオスフェリオンを用いたサイナスリフトを施行した。術後の経過は良好であったが、紹介医で|3 も抜歯された。

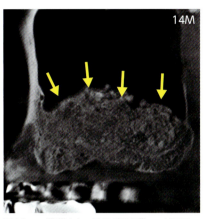

図13-c 術後14ヵ月のCT画像。オスフェリオン顆粒のサイズは小さくなり、新上顎洞底部にX線不透過性のラインが出現した（矢印）。

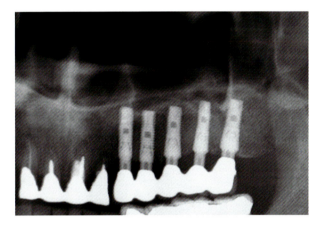

図13-d インプラントを5本埋入し、すべてに骨結合が獲得されたため、上部構造を装着した。

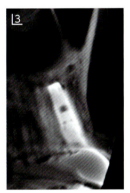 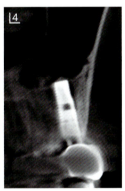 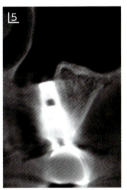 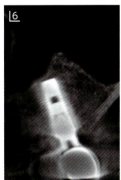 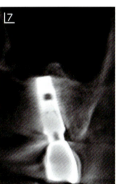

図13-e サイナスリフト後8年の頬舌断CT画像。インプラント周囲には皮質骨様と海綿骨様のX線不透過像が存在し、オスフェリオンは骨に置換していると考えられた。

> **POINT**
> 筆者の臨床データ（541例）では、約8％の抜歯窩は骨性治癒しない。原因は慢性炎症にともなう骨硬化による抜歯窩の血流不足で、特に上顎大臼歯の口蓋根部は骨硬化像を呈する場合が多い。また、通常の抜歯窩は開放創であるため、表面の骨が壊死して腐骨化する場合がある。腐骨化した骨はタンパクが変性するため、周囲には骨が形成されない。したがって、本症例では、抜歯後2年が経過しても骨欠損が残遺したと思われた。

③根尖病巣と粘液貯留囊胞

▼患者：68歳、男性

7̲ 欠損に対するインプラント治療の相談で、紹介来院した。

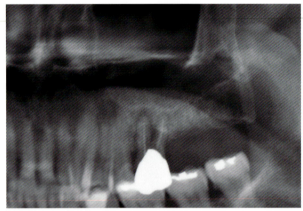

図14-a 初診時のパノラマX線写真。7̲ が欠損し、6̲ 部にX線透過像が認められた。上顎洞は下方に発達し、サイナスリフトが必要と思われた。

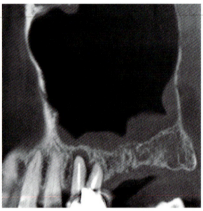

図14-b 初診時の近遠心断CT画像。6̲ 近心根の根尖から根間中隔部にかけてX線透過像が見られ、上顎洞底部に上顎洞粘膜の腫脹が認められた。

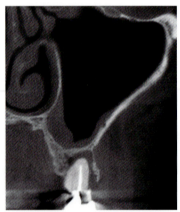

図14-c 6̲ 近心根の頬舌断CT画像。上顎洞底には一層の骨が存在していたが、炎症波及のバリアにはなっていないと考えられた。

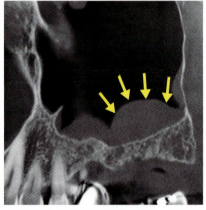

図14-d 6̲ 口蓋根相当部の近遠心断CT画像。紹介医で 6̲ 口蓋根はすでに抜去され、7̲8̲相当部に半球状の陰影が認められた。

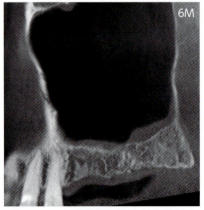

図15-a 6̲ 抜歯後6ヵ月の頬側根部における近遠心断CT画像。上顎洞粘膜の腫脹は改善していた（**図14-b**と比較）。

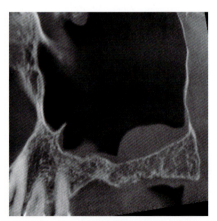

図15-b 口蓋根部における近遠心断CT画像。7̲8̲ 部の半球状陰影は残存していた。7̲8̲ 部の上顎洞粘膜腫脹は、6̲ 部病巣による二次的な腫脹ではなく、粘液貯留囊胞と考えられた。

2 上顎洞粘膜の腫脹

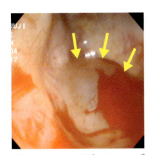
図16-a ファイバースコープ画像。上顎洞内に帯白色半透明な腫瘤が確認された（矢印）。

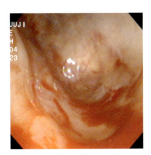
図16-b 鋭匙鉗子を用いて骨膜上で腫瘤を摘出し、創を閉鎖した。

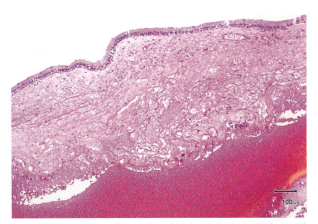
図16-c 腫瘤の病理組織写真（H.E.染色）。多列線毛円柱上皮と浮腫状の線維性結合組織に裏装された嚢腔で、粘液貯留嚢胞と診断された。

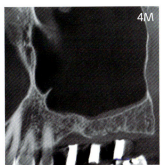
図17-a 粘液貯留嚢胞を摘出後4ヵ月のCT画像。上顎洞粘膜の腫脹はほぼ消退していた。

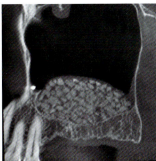
図17-b オスフェリオンを用いてサイナスリフトを施行した。

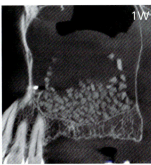
図17-c 術後1週のCT画像。上顎洞粘膜は腫脹し、顆粒が移動していた。

図17-d 術後11ヵ月のCT画像。顆粒は小さくなり、癒合していたため、インプラントを埋入した。

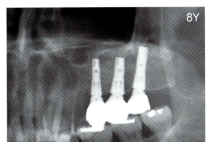
図18-a すべてのインプラントに骨結合が獲得され、紹介医で上部構造を装着した。サイナスリフト後8年のパノラマX線写真。すべてのインプラント周囲にはX線不透過像が認められ、経過良好と思われた。

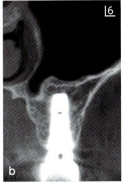
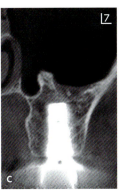
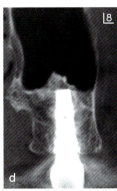
図18-b〜d インプラントの頬舌断CT画像。オスフェリオンは、皮質骨様と海綿骨様のX線不透過像を呈し、骨に置換していると考えられた。

2章 術前診断のポイント

非歯原性

①粘液貯留嚢胞

　上顎洞粘液貯留嚢胞は、パノラマX線写真やCT画像で上顎洞内に半球状陰影を呈し、偶然に発見されることが多い。症状がない限り治療の必要はないため、詳しい臨床データは少なく、抗菌薬などの投与では治癒しない。

　一方、サイナスリフト予定患者に粘液貯留嚢胞が存在している場合、上顎洞粘膜骨膜の挙上困難、内容液の流出および術後感染を生じる危険性がある。

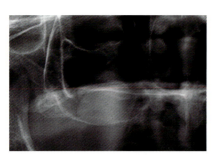
図19-a　右側パノラマX線写真。右側上顎洞に半球状の陰影が認められた。患者に自覚症状はまったくなく、パノラマX線写真で偶然に発見された。

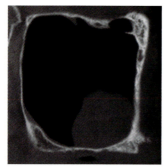
図19-b　近遠心断CT画像。上顎洞に半球状の陰影が見られ、周囲上顎洞粘膜に腫脹は認めなかった。

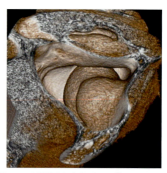
図19-c　上顎洞上方からのボリュームレンダリング画像。ポリープ様の腫瘤が2つ存在していた。

I　粘液貯留嚢胞の発生機序

　上顎洞粘膜は、多列線毛円柱上皮と粘膜固有層から構成され、固有層には固有腺が存在している（図20-a）。固有腺で産生された粘液は、導管を介して多列線毛円柱上皮の上方に分泌され、杯細胞と同様に上顎洞粘膜の粘液層を形成している（図20-b）。

　粘液貯留嚢胞は、何らかの原因で導管が閉塞し、固有腺から分泌された粘液が貯留して生じると考えられる（図21-a）。したがって、粘液が貯留している周囲には、導管、固有層の線維性結合組織、多列線毛円柱上皮および骨膜が存在していると思われる（図21-b）。

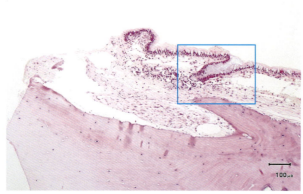
図20-a　上顎洞前壁から採取した組織写真（H.E.染色）。上顎洞粘膜の固有層には固有腺と導管（青四角）が認められた。

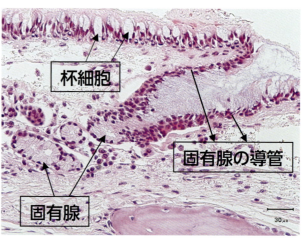
図20-b　a青四角の拡大写真。固有腺で産生された粘液は、導管を介して多列線毛円柱上皮の上方に分泌され、杯細胞と同様に上顎洞粘膜の粘液層を形成している。

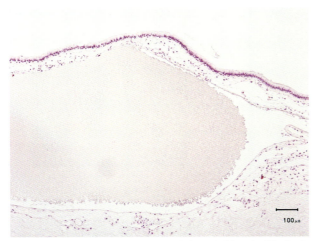
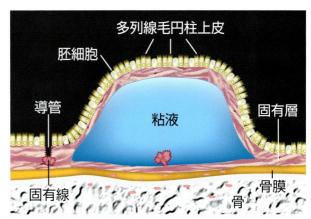

図21-a 粘液貯留囊胞の病理組織写真（H.E.染色）。多列線毛円柱上皮に被覆された線維性結合組織内に粘液を貯留した囊腔が認められた。

図21-b 粘液貯留囊胞のイメージ図。粘膜固有層に粘液が貯留し、周囲には導管、固有層の線維性結合組織、多列線毛円柱上皮および骨膜が存在すると思われる。

II 粘液貯留囊胞の摘出

サイナスリフト予定患者に粘液貯留囊胞が存在している場合、囊胞をそのまま挙上する方法や囊胞の内容液を吸引して上顎洞粘膜を挙上する術式が報告されている[1]。しかし、前述したように上顎洞粘膜骨膜の挙上困難、内容液の流出および術後感染を生じる危険性があると考えられる。

一方、上顎洞粘液貯留囊胞に対する臨床データは少ないため、サイナスリフト予定患者に存在した粘液貯留囊胞を摘出し、臨床的、X線学的および病理組織学的に検討した。

期間	2008〜2018年（10年間）
対象	CT画像で上顎洞内に半球状陰影を認めた症例
人数	37例
部位	右側のみ16例、左側のみ15例、両側6例　計43側
性別	男性25例、女性12例
年齢	30〜70歳（平均54.7歳）

III 摘出術式

i	CT画像で腫瘤の数、大きさおよび位置を確認する（図22-a〜c）。
ii	上顎洞内にアプローチしやすい位置に1本の縦切開を行い、骨膜下で粘膜を剝離する（図22-d）。
iii	上顎洞前壁の骨を開削し、骨膜と上顎洞粘膜を切除して上顎洞内にアプローチする（図22-e、f）。
iv	ファイバースコープで腫瘤と内容液を観察する（図22-g）。
v	鉗子で腫瘤を把持し、骨膜上で摘出する（図22-h、i）。
vi	ファイバースコープで止血を確認後、マットレス縫合と結節縫合で創を閉鎖する（図22-j、k）。
vii	摘出物を病理組織学的に診断する（図22-l）。

1. Kim SB, Yun PY, Kim YK. Clinical evaluation of sinus bone graft in patients with mucous retention cyst. Maxillofac Plast Reconstr Surg 2016；38(1)：35.

2章 術前診断のポイント

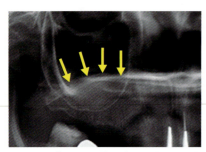

図22-a　パノラマX線写真で、上顎洞底部に半球状の陰影が見られた（黄矢印）。

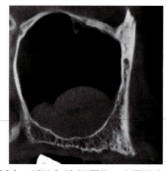

図22-b　近遠心断CT画像。上顎洞底部に半球状の陰影が2つ認められた。

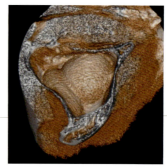

図22-c　上方から見た上顎洞内のボリュームレンダリング画像。腫瘤が2つ確認された。

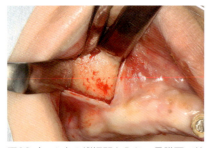

図22-d　1本の縦切開を入れ、骨膜下で粘膜を剥離し、上顎洞前壁を露出させた。

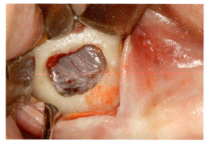

図22-e　上顎洞前壁の骨を開削し、上顎洞粘膜直下の骨膜を確認した。

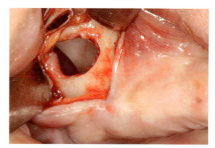

図22-f　骨膜と上顎洞粘膜を切除し、上顎洞内にアプローチした。

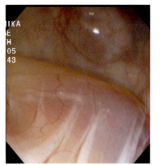

図22-g　ファイバースコープ画像。腫瘤は帯白色透明であった。

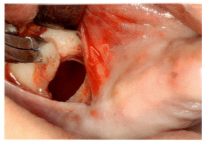

図22-h　鉗子を用いて腫瘤を把持し、骨膜上で腫瘤を摘出した。腫瘤の内容液は無色透明で、漿液性であった。

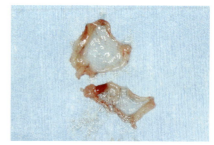

図22-i　摘出した腫瘤。薄い皮膜に包まれた嚢胞様病変であった。

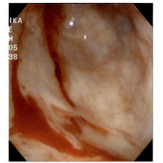

図22-j　摘出後のファイバースコープ画像。腫瘤の摘出および止血を確認した。

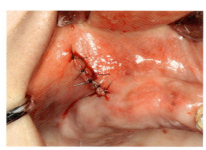

図22-k　前壁の骨欠損部はそのままの状態で、水平マットレスおよび結節縫合で創を閉鎖した。

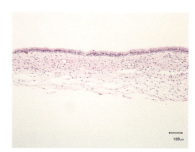

図22-l　摘出物の病理組織写真（H.E.染色）。多列線毛円柱上皮と線維性結合組織に裏装された嚢腔で、粘液貯留嚢胞と診断された。線維性結合組織部には、若干の炎症性細胞の浸潤が認められた。

Ⅳ 結果

❶ 腫瘤の数

ボリュームレンダリング画像を眼窩底の下方で水平に切断し、上方から上顎洞内を観察した（図23-a）。

43側の上顎洞において腫瘤の数を観察した結果、1個（単胞性）が19側（44.2％）、2個（2胞性）が12側（27.9％）で、3個以上（多胞性）が12側（27.9％）であった。通常のイメージでは、腫瘤は1つと思われるが、50％以上の上顎洞内には2個以上の腫瘤が存在していた。

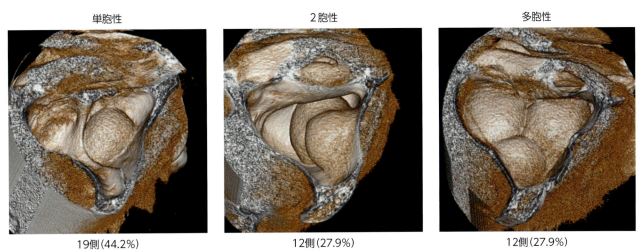

図23-a　ボリュームレンダリング画像を眼窩底の下方で水平に切断し、上方から腫瘤の数を観察した。

❷ 腫瘤の色調

ファイバースコープを用いて、腫瘤の色調を観察した（図23-b）。

43側の上顎洞において、帯白色・透明が10側（23.3％）、黄色・透明が16側（37.2％）、暗紫色・透明が4側（9.3％）、乳白色・不透明が13側（30.2％）であった。

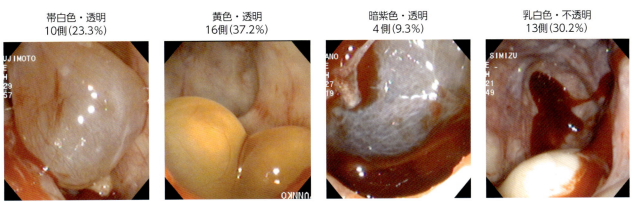

図23-b　ファイバースコープを用いて、上顎洞内に存在した腫瘤の色調を観察した。約70％では色調が透明であったが、乳白色・不透明な腫瘤が約30％認められた。

2章 術前診断のポイント

❸ 腫瘤の内容液および病理組織学的診断

上顎洞内に存在した腫瘤を穿刺あるいは摘出して、内容液を観察した(**図23-c**)。43側の腫瘤において、黄色あるいは無色透明で漿液性が30側(69.8%)、乳白色・粘稠が12側(27.9%)、弾性軟の腫瘤で内容液をともなわないものが1側(2.3%)であった。したがって、約30%の腫瘤では、内容液を吸引することは不可能と考えられた。

43側の上顎洞内に認められた腫瘤の摘出標本を、病理組織学的に検討した。腫瘤は多列線毛円柱上皮と線維性結合組織に裏層された囊腔で、すべて粘液貯留囊胞と診断された(**図23-c**)。一方、粘液貯留囊胞の内容液が乳白色・粘稠であっても、炎症性細胞浸潤が軽度な場合も多く、感染を起こしているとは考えにくかった。

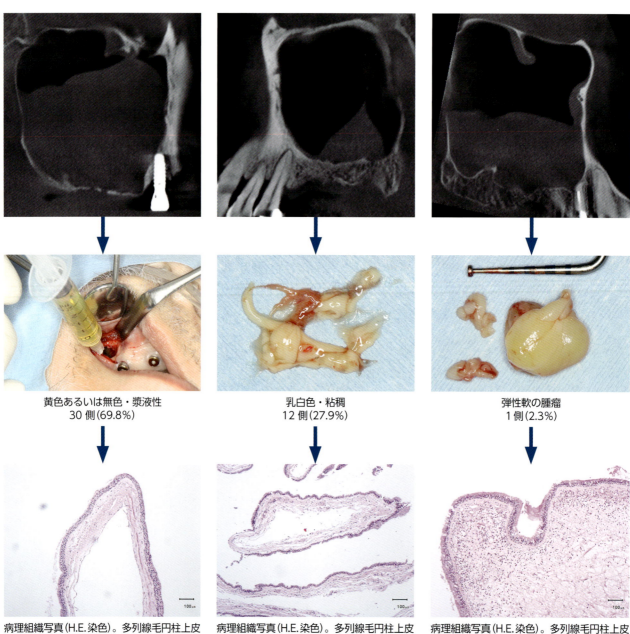

黄色あるいは無色・漿液性
30 側(69.8%)

乳白色・粘稠
12 側(27.9%)

弾性軟の腫瘤
1 側(2.3%)

病理組織写真(H.E.染色)。多列線毛円柱上皮と線維性結合組織に裏装された囊腔で粘液貯留囊胞と診断された。

図23-c 腫瘤の内容液と病理組織学的診断。

病理組織写真(H.E.染色)。多列線毛円柱上皮と線維性結合組織に裏装された囊腔で粘液貯留囊胞と診断された。炎症性細胞浸潤は軽度で、感染が生じているとは考えられなかった。

病理組織写真(H.E.染色)。多列線毛円柱上皮と線維性結合組織に裏装された囊腔で粘液貯留囊胞と診断された。線維性結合組織の一部に炎症性細胞浸潤と充血が認められた。

❹ 結論

サイナスリフト予定患者に粘液貯留嚢胞が存在する場合、約30％で嚢胞の内容液を吸引することは困難と思われた。乳白色粘稠な内容液が存在しても、炎症性細胞の浸潤は必ずしも著明ではなく、感染が生じているとは考えにくかった。

一方、術前のCT画像で嚢胞の内容液を診断することは不可能と考えられ、確実性を優先するのであれば粘液貯留嚢胞を摘出し、3〜4ヵ月後にサイナスリフトを行うほうが安全と思われた。

❺ 代表症例

患者は48歳の男性で、上顎のインプラント治療を希望し、紹介され来院した。

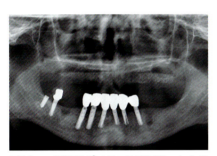

図24-a 初診時パノラマX線写真。左右の上顎洞は下方に発達し、サイナスリフトが必要と考えられた。

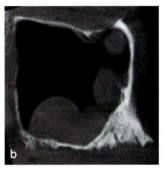
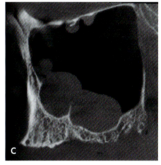

図24-b、c 右側（b）および左側（c）近遠心断CT画像。上顎洞底部に半球状陰影がそれぞれ3つ存在していた。インプラント治療のためにはサイナスリフトが必要と考えられ、複数の比較的大きな腫瘤はサイナスリフトの障害になると判断し、左右の腫瘤を摘出した。

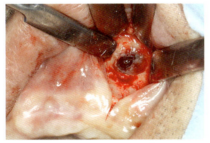

図25-a 左側上顎洞内へのアプローチ。腫瘤の基部は上顎洞前壁に存在し、上顎洞粘膜直下の骨膜を切開時に無色透明な内容液が流出した。

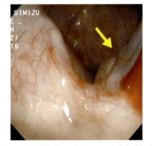

図25-b 左側後方に存在した腫瘤（矢印）。

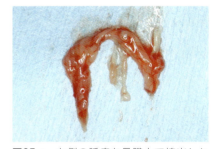

図25-c 左側の腫瘤を骨膜上で摘出したが、内容液は無色透明であった。

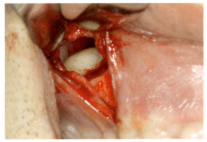

図25-d 右側上顎洞前壁の骨を開削後、上顎洞粘膜を切除して上顎洞内にアプローチした。

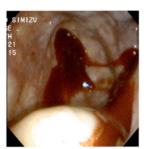

図25-e ファイバースコープ写真。乳白色不透明な腫瘤が認められた。

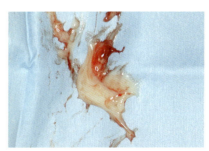

図25-f 鋭匙鉗子で腫瘤を骨膜上で摘出したが、内容液は乳白色不透明で粘稠であった。内容液を吸引することは困難と思われた。

2章 術前診断のポイント

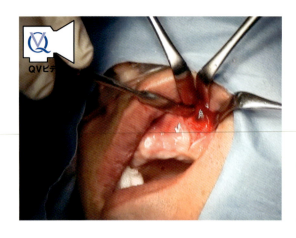

ビデオ2 左側では上顎洞粘膜直下の骨膜を切開後、無色透明で漿液性の内容液が流出した。また、内容液は鼻呼吸と同期して上下運動し、腫瘤は囊胞状と考えられた。右側腫瘤の内容液は乳白色・粘稠で、穿刺によって内容液を吸引することは不可能と考えられた。

病理組織学的診断

　左右の病変は、多列線毛円柱上皮と線維性結合組織に裏装された囊腔で、粘液貯留囊胞と診断された。また、左側の囊胞壁における炎症性細胞浸潤は軽度であったが(**図25-g**)、右側では炎症性細胞浸潤が著明な部位が認められた(**図25-h**)。

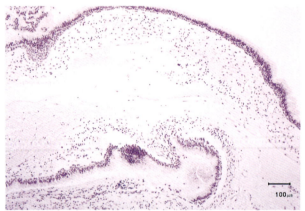

図25-g 左側腫瘤の病理組織写真(H.E.染色)。

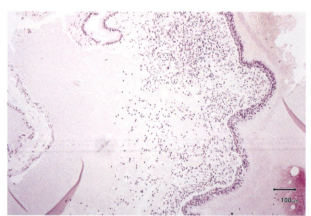

図25-h 右側腫瘤の病理組織写真(H.E.染色)。

　術後2日間は左右の鼻腔から少量の流血を認めたが、創部の哆開や感染などはなかった。術後4ヵ月の近遠心断CT画像では上顎洞粘膜に若干の肥厚を認めたが、粘液貯留囊胞は消失していた(**図26-a、b**)。一方、囊胞摘出のために削除した上顎洞前壁の骨欠損は残存していた(**図26-c、d**)。

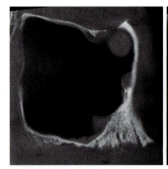

図26-a 術後4ヵ月の右側近遠心断CT画像。 **図26-b** 同左側近遠心断CT画像。

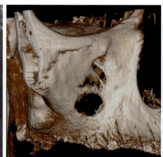

図26-c 同右側ボリュームレンダリング画像。

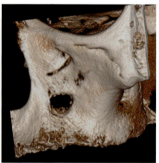

図26-d 同左側ボリュームレンダリング画像。

2 上顎洞粘膜の腫脹

　左右のサイナスリフトを同時に施行し（図27-a〜h）、1年後にインプラントを埋入した。埋入後5ヵ月に二次手術を行い、すべてのインプラントに骨結合が獲得されたため、紹介医で上部構造を作製した。現在、サイナスリフト後6年が経過し、経過は良好である（図27-i〜j）。

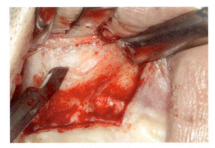

図27-a　上顎洞前壁の骨欠損部では、瘢痕組織を鋭的に切開した（右側）。

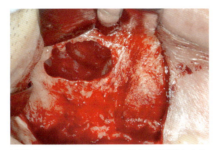

図27-b　骨欠損の周囲から瘢痕組織とともに上顎洞粘膜骨膜を剥離・挙上した。

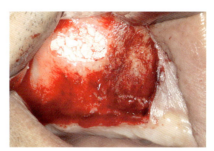

図27-c　骨補填材としてオスフェリオンを填入した。

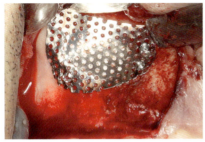

図27-d　チタンメッシュとマイクロスクリューでウィンドウ部を閉鎖した。

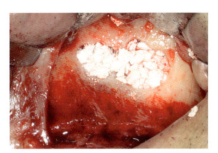

図27-e　左側もオスフェリオンを填入した。

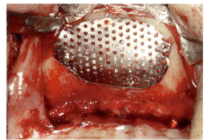

図27-f　左側もチタンメッシュとマイクロスクリューでウィンドウ部を閉鎖した。

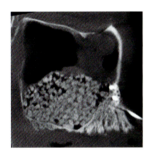

図27-g　サイナスリフト直後の右側近遠心断CT画像。

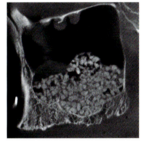

図27-h　サイナスリフト直後の左側近遠心断CT画像。

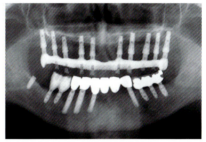

図27-i　サイナスリフト後6年のパノラマX線写真。

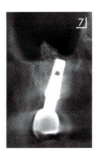 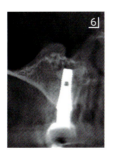 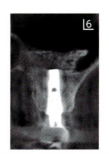 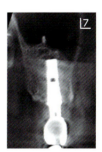

図27-j　サイナスリフト後6年の頬舌断CT画像。インプラント周囲には皮質骨様と海綿骨様のX線不透過像が存在し、経過良好と思われた。一方、6|で若干の粘液貯留と考えられる陰影が認められたが、臨床的には問題ないと考えられた。

❻ 粘液貯留囊胞摘出術の術式とポイント

1．囊胞壁を骨膜上で摘出する

　囊胞摘出術は、厳密には固有腺の開放術と考えられ、上顎洞粘膜直下の骨膜を温存して囊胞壁を摘出する。また、骨膜には血管が走行していることが多く、血管の損傷によって出血が生じる場合がある。さらに、前壁の骨開削部から止血することは難しいことが多いため、なるべく骨膜を損傷しないように囊胞を摘出すべきと考えられる（**図28-a〜d**）。

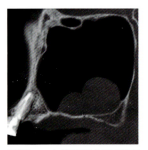
図28-a　左側近遠心断CT画像。上顎洞底部に半球状陰影が2つ存在していた。

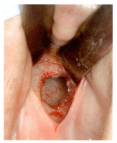
図28-b　左側犬歯窩後方に縦切開を行い、上顎洞前壁の骨を開削して上顎洞内にアプローチした。

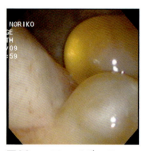
図28-c　ファイバースコープ写真。黄色透明な囊胞が2つ存在していた。

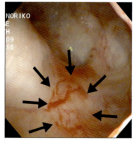
図28-d　囊胞摘出後のファイバースコープ写真。骨膜上で囊胞を摘出したが（矢印）、骨膜に血管が走行していた。

2．骨開削部はCT画像で決定

　骨開削部の位置は囊胞摘出術の難易度を左右するため、CT画像で囊胞の位置を確認し、囊胞を摘出しやすい部位に骨開削を行う（**図29-a〜c**）。骨開削部に太さが1mm以上の血管が走行している場合は、血管を結紮・切断する（**図29-d、e**）。鋭匙鉗子などで囊胞壁を把持し、骨膜上で囊胞を摘出する（**図29-f〜h**）。囊胞摘出後は生理食塩液で上顎洞内を洗浄し、止血を確認後に創を閉鎖する（**図29-I**）。

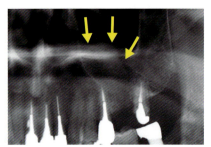
図29-a　術前のパノラマX線写真。上顎洞底部に半球状陰影が認められた（矢印）。

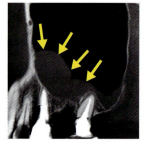
図29-b　左側近遠心断CT画像。上顎洞底部に半球状陰影が2つ存在していた（矢印）。

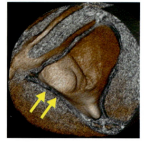
図29-c　上顎洞内のボリュームレンダリング画像。矢印部の骨を開削し、上顎洞内にアプローチした。

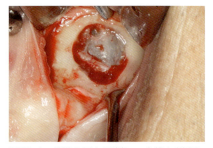
図29-d　前壁の骨を開削し、血管を剖出した。上顎洞粘膜直下の骨膜は残存している。

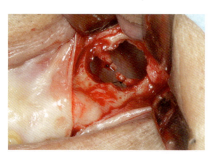
図29-e　前下方の骨を除去後、血管を結紮・切断し、骨開削部の周辺部に排除した。

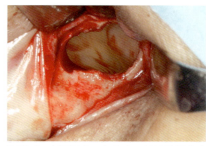
図29-f　上顎洞内に存在する粘液貯留囊胞が肉眼でも確認された。

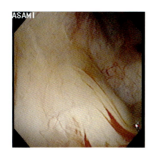
図29-g　ファイバースコープ写真。帯白色透明な囊胞が認められた。

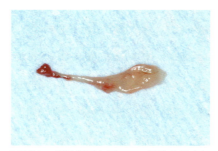
図29-h　鋭匙鉗子を用いて、囊胞を摘出した。

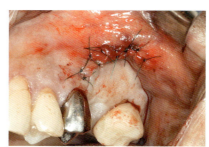
図29-i　骨開削部には何も設置せずに、マットレスおよび結節縫合で創を閉鎖した。

3．術後2～3日は患側の鼻腔から血液が流出する

　上顎洞内の止血を確認してから創を閉鎖するが、縫合時に血液が骨開削部から上顎洞内に流入する場合がある。流入した血液は、座位で撮影した術直後のCT画像において、上顎洞底部の水平線状陰影として確認される（図30-a、b）。

　したがって、術後2～3日は患側の鼻腔から血液が流出することを、患者に説明しておく必要がある。また、鼻を強くかむと上顎洞内の圧力が上昇し、創が哆開する可能性があるため、2週間は鼻をかまないように指導している。

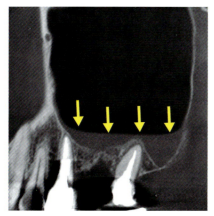
図30-a　術直後の近遠心断CT画像。上顎洞底部に水平線状の陰影が認められた（矢印）。

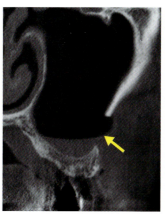
図30-b　術直後の6部頰舌断CT画像。骨開削部に骨欠損が認められた（矢印）。

4．術後1週に上顎洞粘膜は腫脹する

　通常、術後の顔面腫脹は軽度で、1週間程度で消退する。一方、術後1週のCT画像では上顎洞粘膜に腫脹が認められる（図31-a、b）。上顎洞粘膜腫脹は一過性の腫脹で、囊胞摘出の刺激により生じると考えられ、術後3～4ヵ月には自然に消失する（図31-c、d）。

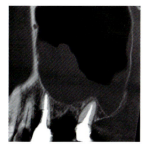
図31-a　術後1週の近遠心断CT画像。上顎洞底部に著明な上顎洞粘膜の腫脹が認められた。

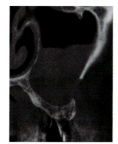
図31-b　術後1週の6部頰舌断CT画像。骨開削部の上方にまで上顎洞粘膜の腫脹が及んでいた。

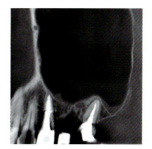
図31-c　術後4ヵ月の近遠心断CT画像。上顎洞粘膜の腫脹は消退していた。

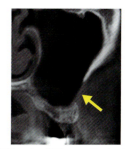
図31-d　術後4ヵ月の6部頰舌断CT画像。骨開削部の骨欠損は残存していた（矢印）。

5．骨開削部に異物を設置しない

　軟組織が骨開削部から上顎洞内に増殖することを懸念して、同部に吸収性膜を設置するという考え方もある。しかし、上顎洞は自然口を介して鼻腔と交通しているため、体外である。したがって、骨開削部に異物を設置することは、異物の上顎洞内迷入や術後感染の原因になると思われる。

　筆者は骨開削部に何も設置せずに創を閉鎖しているが、粘液貯留嚢胞を摘出した43側において、軟組織が上顎洞内に増殖した症例は経験していない（**図31-d、図32-a〜d**）。

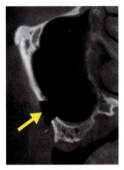 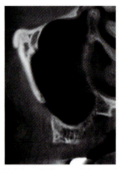 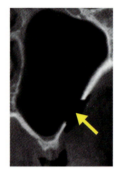 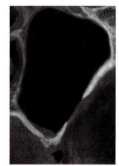

図32-a 嚢胞摘出直後の右側頰舌断CT画像。骨開削部に骨欠損が認められた（矢印）。

図32-b 術後4ヵ月のCT画像。上顎洞内への軟組織増殖は認めなかった。

図32-c 嚢胞摘出直後の左側頰舌断CT画像。骨開削部に骨欠損が認められた（矢印）。

図32-d 術後6ヵ月のCT画像。上顎洞内への軟組織増殖は認めなかった。

6．サイナスリフトは嚢胞摘出後3〜4ヵ月に行う

　通常、嚢胞摘出術の刺激により上顎洞粘膜は一過性に腫脹するが、術後3〜4ヵ月で自然に消失する。したがって、同時期のCT画像で上顎洞粘膜の状態を確認し、上顎洞粘膜の腫脹が消退していれば、サイナスリフトを行う（**図31-c、33-d〜f**）。

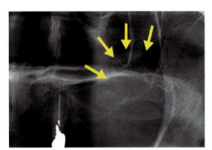 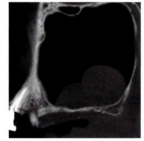 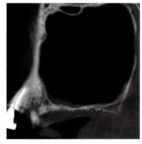

図33-a 術前のパノラマX線画像。上顎洞内に半球状陰影が認められた（矢印）。

図33-b 術前の近遠心断CT画像。上顎洞内に半球状陰影が2つ認められた。

図33-c 嚢胞摘出直後のCT画像。上顎洞底部に液体の停滞と思われる陰影が認められた。

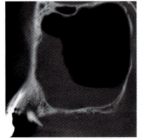 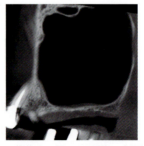 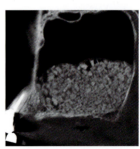

図33-d 嚢胞摘出後1週のCT画像。上顎洞粘膜は著明に腫脹していた。

図33-e 術後4ヵ月のCT画像。上顎洞粘膜の腫脹はほぼ消退していたため、サイナスリフトを施行した。

図33-f サイナスリフト直後のCT画像。術中には、上顎洞粘膜骨膜の裂開などの問題は生じなかった。

7．サイナスリフト時の粘膜骨膜弁作製に注意

　上顎洞前壁の骨は薄いため、骨開削部の骨欠損は長期に残存し、サイナスリフト時は上顎洞前壁に骨欠損が存在している。骨欠損部では、瘢痕組織が形成され、口腔粘膜の骨膜と上顎洞粘膜が癒着している。通法どおりにサイナスリフトの粘膜骨膜弁を挙上すると、上顎洞粘膜が裂開して上顎洞内に穿孔する。したがって骨欠損部では、粘膜骨膜弁と上顎洞粘膜に穿孔を起こさない層を確認しながら、メスで瘢痕組織を鋭的に切開して粘膜骨膜弁を作製する。骨欠損部をウィンドウとしてサイナスリフトを行うが、骨欠損周囲から上顎洞粘膜骨膜を剥離する（図34a～f）。

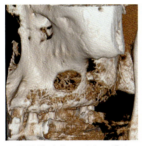
図34-a　囊胞摘出後4ヵ月のボリュームレンダリング画像。上顎洞前壁に骨欠損が認められた。

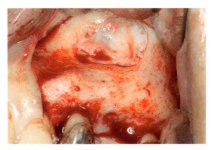
図34-b　骨欠損部では、瘢痕組織を鋭的に切開し、粘膜骨膜弁を作製した。

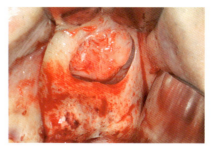
図34-c　骨欠損部周囲から上顎洞粘膜骨膜を剥離した。

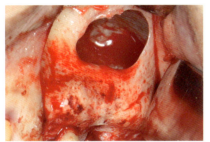
図34-d　上顎洞粘膜骨膜を十分に挙上した。

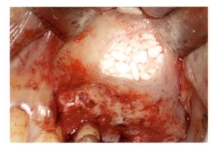
図34-e　サイナスリフト部にオスフェリオンを填入した。

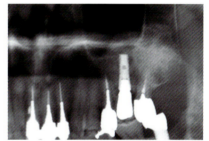
図34-f　上部構造装着時のパノラマX線写真。インプラント周囲には十分な量のX線不透過像が認められた。

Ⅴ　粘液貯留囊胞摘出後のサイナスリフト

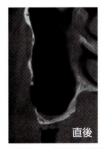
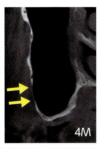
図35-a　粘液貯留囊胞摘出後の頰舌断CT画像。頰側には骨欠損が残存していた（矢印）。

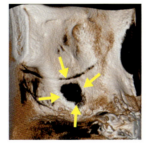
図35-b　サイナスリフト直前のボリュームレンダリング画像。上顎洞前壁に骨欠損が認められた（矢印）。

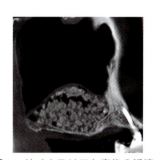
図35-c　サイナスリフト直後の近遠心断CT画像。サイナスリフト部には十分な量の骨補填材が認められた。

ビデオ3　粘膜骨膜弁の作製と上顎洞粘膜骨膜の剥離。骨欠損部の瘢痕組織をメスで鋭的に切開し、粘膜骨膜弁を挙上した。瘢痕組織をトリミング後、骨欠損部周囲から上顎洞粘膜骨膜を剥離した。スタンツェを用いて骨欠損部を拡大しながら上顎洞粘膜骨膜を挙上し、直下にテルダーミスを設置後、骨補填材を填入した。

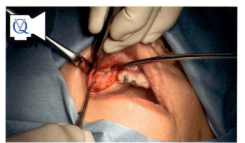

②上顎洞粘膜内骨形成

　上顎洞粘膜内骨形成は、慢性炎症により粘膜固有層に線維化が生じ、同部に遊離骨片が形成されると考えられている。洲崎ら[2]は、肉眼的に遊離骨片を認めない慢性副鼻腔炎141側の上顎洞粘膜を病理組織学的に検討し、49側(34.8%)に粘膜内骨形成が認められたと報告している。

　当院でサイナスリフトを予定した222例(271側)において、術前のCT画像で上顎洞粘膜部にX線不透過像が認められた症例は32例(14.4%)で、部位としては33側(12.2%)であった(図36-a〜c)。年齢は19〜69歳(平均50.0歳)で、男性が11例(34.4%)、女性が21例(65.6%)であった。しかし、サイナスリフト予定患者222例の63.5%は女性であったため、発生頻度における男女差を判断することは困難と考えられた。また、上顎洞における左右差はなく、喫煙率は18.9%で喫煙との因果関係は少ないと思われた。

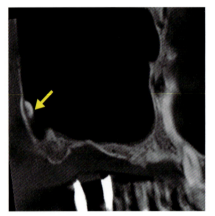

図36-a　右側上顎洞の後壁にX線不透過像が認められた。

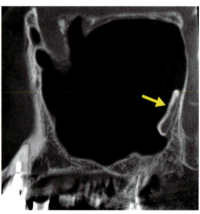

図36-b　左側上顎洞の後壁にX線不透過像が認められた。

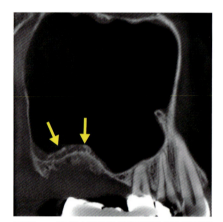

図36-c　右側上顎洞底部に複数のX線不透過像がみられ、上顎洞粘膜に若干の腫脹が認められた。

症　例	32例、33側
年　齢	19〜69歳(平均50.0歳)
性　別	男性11例(34.4%)、女性21例(65.6%)
部　位	右16側、左17側
喫　煙	6例(18.9%)

上顎洞粘膜内骨形成の症例：サイナスリフト予定患者222例の63.5%は女性であったため、男女差の優位性は判断が困難であった。また、左右差は認めず、喫煙との因果関係は少ないと考えられた。

サイナスリフトにおける問題点

　サイナスリフト予定患者において、上顎洞粘膜部にX線不透過像が存在する場合、上顎洞粘膜骨膜の剥離が困難になる可能性がある。さらに、X線不透過像周囲の上顎洞粘膜に腫脹が存在する場合は、術後感染のリスクがあると考えられる。しかし、現時点で明らかな対処法は確立されていないため、X線不透過像の位置と上顎洞粘膜腫脹の有無で対処法を考察した。

❶ サイナスリフトの範囲外に存在

　X線不透過像がサイナスリフトの範囲外に存在していたのは14側(42.4%)で、そのままサイナスリフトを施行した(図37-a〜d)。

<代表症例>

　患者は46歳の男性で、5年前に禁煙したとのことであった。

---

2. 洲崎春海，野村恭也，原 誠，中村雅一，今村哲夫．慢性副鼻腔炎における上顎洞粘膜内骨形成の病理組織学的研究．耳鼻展望 1989；32(5)：443-450.

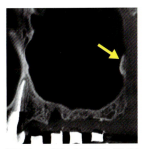 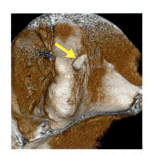 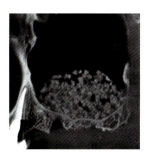 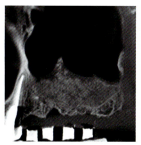

図37-a 術前の近遠心断CT画像。左側上顎洞の後壁上方にX線不透過像が認められた（矢印）。

図37-b 同ボリュームレンダリング画像。上顎洞の後壁上方に遊離骨と思われる米粒様の像が認められた（矢印）。

図37-c 術直後のCT画像。上顎洞粘膜骨膜はX線不透過像の下方で挙上され、β-TCP顆粒が填入されていた。

図37-d 術後9ヵ月のCT画像。β-TCP顆粒のサイズは小さくなり、徐々に骨置換が生じていると考えられた。

❷ サイナスリフトの範囲内に存在するが、上顎洞粘膜の腫脹をともなわない

X線不透過像がサイナスリフトの範囲内に存在し、上顎洞粘膜に腫脹を認めなかったのは12側（36.4％）で、そのままサイナスリフトを施行した。

＜代表症例①＞
患者は22歳の女性で、喫煙歴はなかった（**図38-a〜c**）。

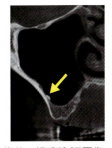 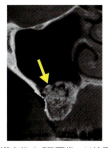 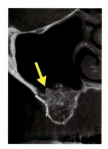

図38-a 術前の頬舌断CT画像。頬側の上顎洞粘膜部にX線不透過像が認められ（矢印）、上顎洞粘膜内骨形成と考えられた。

図38-b 術直後のCT画像。X線不透過像は上顎洞粘膜骨膜とともに挙上され、β-TCP顆粒が填入されていた（矢印）。

図38-c 術後9ヵ月のCT画像。サイナスリフト部には骨置換が生じていると考えられたが、X線不透過像は残存していた（矢印）。

＜代表症例②＞
患者は19歳の女性で、5|4先天性欠損のためインプラント治療を希望し、紹介され来院した（**図39-a〜d**）。患者は未成年だが、身長の伸びは1年前から止まっていた。

上顎洞粘膜部のX線不透過物と前壁の間に一層のX線透過像が存在し、上顎洞粘膜に腫脹を認めなかったため、そのままサイナスリフトを行った。

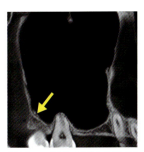 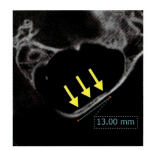 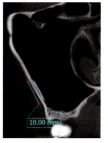 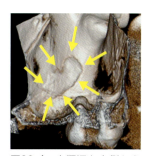

図39-a 術前の近遠心断CT画像。7|部の上顎洞粘膜部にX線不透過像が認められた（矢印）。

図39-b 術前の水平断CT画像。前壁の上顎洞粘膜部に、長さ13mmの板状X線不透過像が認められた（矢印）。

図39-c 術前の頬舌断CT画像。前壁の上顎洞粘膜部に、高さ10mmの板状X線不透過像が認められた（矢印）。

図39-d 上顎洞を内側から見たボリュームレンダリング画像。前壁の上顎洞粘膜部に、不整形の板状物が認められた（矢印）。

トラップドアを作製し、X線不透過物を露出させたところ骨様組織が認められ、上顎洞粘膜内骨形成と考えられた(**図40-a**)。上顎洞粘膜骨膜とともにX線不透過物を挙上したが、X線不透過物は前壁と一部で癒着していたため、パキッという音の後に剥離された(**図40-b**)。肉眼的に上顎洞粘膜骨膜の裂開は認めず、トラップドアとX線不透過物は鼻呼吸に同期して動いていた(**ビデオ4**)。

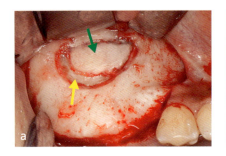
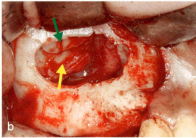

図40-a トラップドア(緑矢印)を作製し、X線不透過物を露出させると骨様組織が認められた(黄矢印)。

図40-b トラップドア(緑矢印)とX線不透過物(黄矢印)を上顎洞粘膜骨膜とともに挙上した。

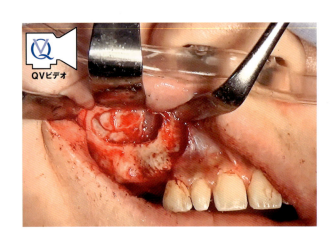

ビデオ4 肉眼的に上顎洞粘膜骨膜に裂開を認めず、トラップドアとX線不透過物は鼻呼吸に同期して動いていた。

骨補填材としてβ-TCP顆粒をサイナスリフト部に填入したが、術直後のCT画像では水平線状の陰影が認められた(**図40-c**)。X線不透過物は固有層に存在していると思われるが、固有層と多列線毛円柱上皮は非常に脆弱である。したがって、X線不透過物を挙上した時に、固有層と多列線毛円柱上皮に小さな裂開が生じ、血液と生理食塩液が上顎洞内に流入したと考えられた。術後1週のCT画像では、上顎洞粘膜が腫脹し、β-TCP顆粒は移動していた(**図40-d**)。術後3ヵ月のCT画像では、上顎洞粘膜の腫脹は改善傾向で、経過良好と考えられた(**図40-e**)。

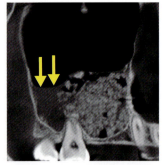
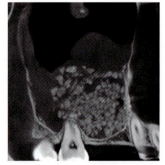
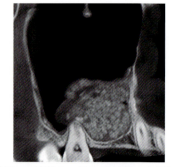

図40-c 術直後の近遠心断CT画像。サイナスリフト部にはβ-TCP顆粒が填入されていたが、後方には水平線状の陰影が認められた(矢印)。

図40-d 術後1週のCT画像。上顎洞粘膜は腫脹し、β-TCP顆粒は移動していた。

図40-e 術後3ヵ月のCT画像。上顎洞粘膜の腫脹は改善傾向で、経過良好と考えられた。

❸ サイナスリフトの範囲内に存在し、上顎洞粘膜が腫脹している

X線不透過像がサイナスリフトの範囲内に存在し、上顎洞粘膜が腫脹していたのは7側（21.2％）であった。X線不透過物を摘出し、後日サイナスリフトを施行した。

＜代表症例①＞

患者は66歳の女性で、喫煙歴はなかった。

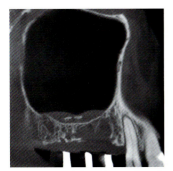

図41-a 術前の近遠心断CT画像。上顎洞底部にX線不透過像が2つ認められ、上顎洞粘膜は腫脹していた。

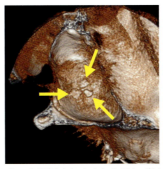

図41-b 上顎洞底を上方から見たボリュームレンダリング画像では、石灰化物と思われる像が3つ存在していた（黄矢印）。

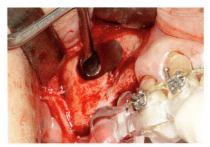

図41-c 上顎洞前壁からのアプローチで、X線不透過物を摘出した。

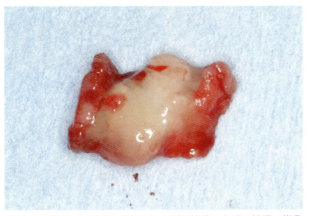

図41-d 摘出したX線不透過物と上顎洞粘膜。上顎洞粘膜は帯乳白色で浮腫状であった。

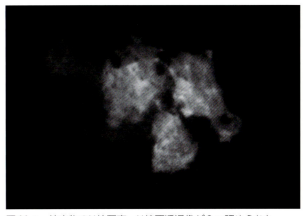

図41-e 摘出物のX線写真。X線不透過像が3つ認められた。

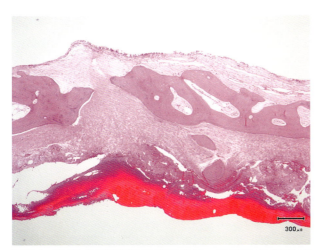

図41-f 摘出物の病理組織写真（H.E.染色）。固有層に骨髄腔を有して層板構造を呈する骨組織が認められた。また、骨組織の浅層にはすう疎な結合組織が存在して浮腫状であったが、深層には密な線維性結合組織が認められた。

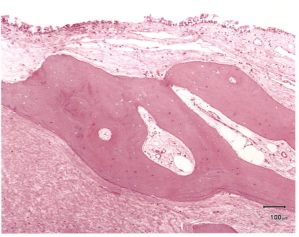

図41-g 多列線毛円柱上皮は扁平上皮化生し、一部では上皮が消失していたが、炎症性細胞の浸潤は軽度であった。

2章 術前診断のポイント

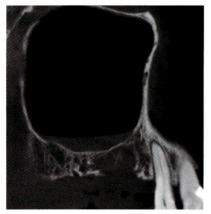
図42-a 術直後の近遠心断CT画像。上顎洞底部に水平線状の陰影が認められ、血液と生理食塩液が貯留していると思われた。

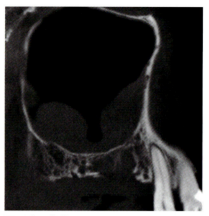
図42-b 術後1週のCT画像。上顎洞粘膜に腫脹が認められた。

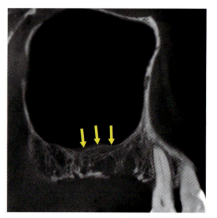
図42-c 術後4ヵ月のCT画像。上顎洞粘膜の腫脹は消退していたが、上顎洞底部にX線不透過像の増大が認められた(矢印)。

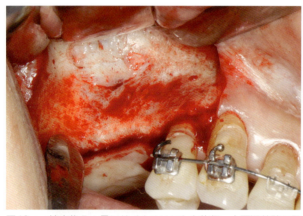
図43-a 摘出後5ヵ月にサイナスリフトを施行。上顎洞前壁の骨欠損部に存在する瘢痕組織を鋭的に切開し、粘膜骨膜弁を作製した。

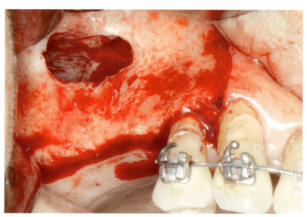
図43-b 骨欠損部の周囲から上顎洞粘膜骨膜を剥離・挙上した。

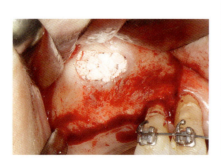
図43-c サイナスリフト部にβ-TCP顆粒を填入した。

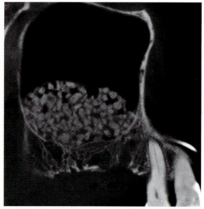
図43-d サイナスリフト直後の近遠心断CT画像。サイナスリフト部にβ-TCP顆粒が認められた。

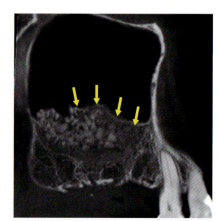
図43-e サイナスリフト後9ヵ月のCT画像。β-TCP顆粒は小さくなり、新上顎洞底部にX線不透過性のラインが認められた(矢印)。

2 上顎洞粘膜の腫脹

<代表症例②>

患者は63歳の女性で、喫煙歴はなかった。

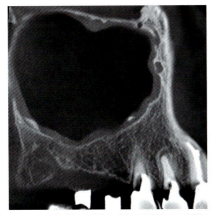

図44-a 術前の近遠心断CT画像。上顎洞底部の粘膜部にX線不透過像が2つ認められ、上顎洞粘膜は腫脹していた。

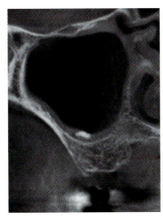

図44-b 6|部頰舌断CT画像。上顎洞底の粘膜部にX線不透過像がみられ、上顎洞粘膜に腫脹が認められた。

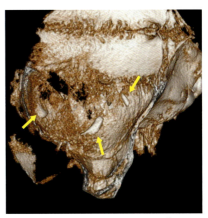

図44-c 上顎洞底を上方から見たボリュームレンダリング画像では、石灰化物と思われる像が3つ存在していた(矢印)。

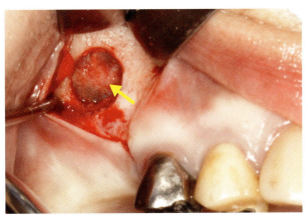

図45-a 上顎洞前壁からのアプローチで、上顎洞粘膜直下の骨膜を露出させた。X線不透過物が透けて見えている(矢印)。

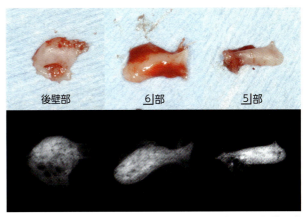

図45-b 各摘出物写真とX線写真。すべての摘出物は骨組織と考えられ、X線写真では不整形のX線不透過像が認められた。

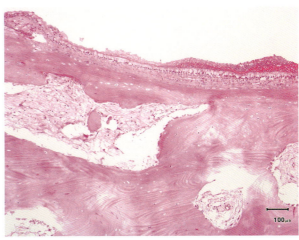

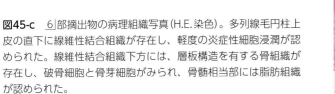

図45-c 6|部摘出物の病理組織写真(H.E.染色)。多列線毛円柱上皮の直下に線維性結合組織が存在し、軽度の炎症性細胞浸潤が認められた。線維性結合組織下方には、層板構造を有する骨組織が存在し、破骨細胞と骨芽細胞がみられ、骨髄相当部には脂肪組織が認められた。

2章 術前診断のポイント

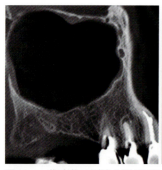 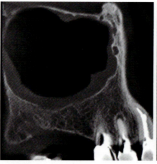 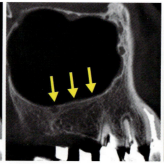 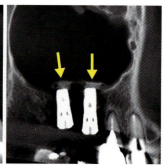

図46-a 術直後の近遠心断CT画像。X線不透過物はすべて摘出されていた。
図46-b 術後1週のCT画像。上顎洞粘膜は腫脹していた。
図46-c 術後6ヵ月のCT画像。上顎洞底部にX線不透過像の増大が認められた（矢印）。
図46-d インプラント埋入直後の近遠心断CT画像。ソケットリフトで挙上された骨片がインプラントの尖端に認められた（矢印）。

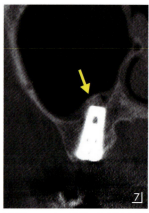 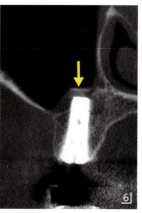 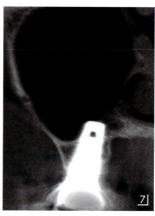 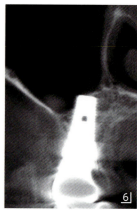

図46-e インプラント埋入直後の頬舌断CT画像。ソケットリフトで挙上された骨片がインプラントの尖端に認められた（矢印）。
図46-f インプラント埋入後5年の頬舌断CT画像。インプラントの尖端部にはX線不透過像を認めなかったが、上顎洞粘膜に腫脹はなく、経過は良好と考えられた。

POINT 上顎洞粘膜内骨形成が認められた場合、周囲の上顎洞粘膜が腫脹しているか否かがポイント

1．上顎洞粘膜に腫脹なし

そのままサイナスリフトを行っても問題ないと考えられる。しかし、遊離骨が上顎洞底と癒着している場合、同部で上顎洞粘膜骨膜が裂開しやすいため、肉眼的に上顎洞粘膜骨膜の裂開がなくてもコラーゲン膜を設置するほうが無難と思われた。

2．上顎洞粘膜に腫脹あり

遊離骨片周囲の上顎洞粘膜に腫脹が認められる場合、感染が生じている可能性は低いと思われる。しかし、多列線毛円柱上皮は、変性あるいは消失している可能性がある。したがって、上顎洞前壁からアプローチして遊離骨片を摘出し、術後4ヵ月にサイナスリフトを行うほうが安全と思われる。

③非歯原性腫瘍

▼患者：58歳、男性

主訴は7̲6̲|部咀嚼障害。初診までの経過：患者は、某歯科医院で3ヵ月おきのメインテナンスを受けていたが、6̲|に咬合痛が生じたため紹介医を受診した。

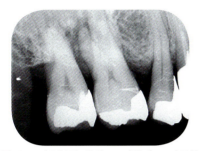

図47-a 紹介医初診時の7̲6̲|部デンタルX線写真（紹介医ご提供）。7̲6̲|部歯槽骨に吸収が認められた。

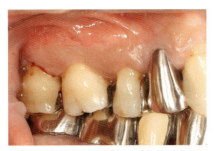

図47-b 同口腔内写真。7̲6̲|部頬側歯肉に異常を認めなかったが、7̲|頬側歯頸部に血液が付着していた。

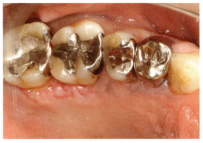

図47-c 7̲6̲|部口蓋側歯頸部歯肉に若干のびらんが認められた。7̲6̲|に動揺がみられ、患者はインプラント治療を希望したため、紹介医で7̲6̲|を抜歯した。

＜初診時所見＞

インプラント治療にはサイナスリフトが必要と診断され、抜歯後1ヵ月に当院を紹介され、来院した。

7̲6̲|抜歯窩は陥凹し、同部の軟組織には若干の発赤が認められた。また、抜歯窩の頬側および近遠心部には正常な角化粘膜が存在していた。一方、口蓋側粘膜のびらんは依然として残存し、同部には腐骨様の骨片が認められた（図48-a）。

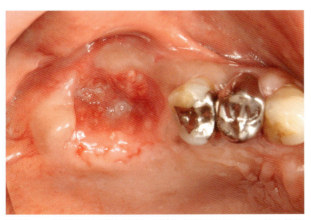

図48-a 初診時の口腔内写真。7̲6̲|抜歯窩は陥凹し、同部の軟組織には若干の発赤が認められた。口蓋側粘膜のびらんは依然として残存し、同部には腐骨様の骨片が認められた。

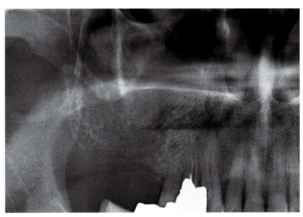

図48-b 初診時のパノラマX線写真。7̲6̲|は欠損し、同部で上顎洞底を示すX線不透過性のラインは消失していた。

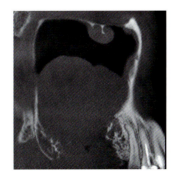

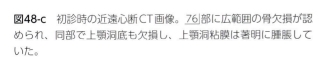

図48-c 初診時の近遠心断CT画像。7̲6̲|部に広範囲の骨欠損が認められ、同部で上顎洞底も欠損し、上顎洞粘膜は著明に腫脹していた。

2章 術前診断のポイント

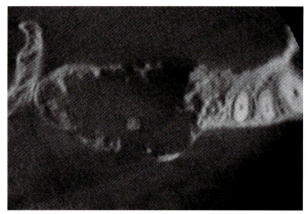

図48-d　初診時の水平断CT画像。76|部に広範囲の骨欠損が認められ、頬側と口蓋側の皮質骨は虫食い状に吸収していた。

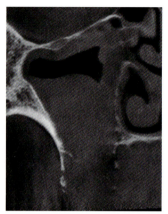

図48-e　初診時の6|部頬舌断CT画像。上顎洞底と歯槽骨はほぼ消失し、上顎洞粘膜は著明に腫脹していた。

＜処置および経過＞

76|部の骨吸収像は虫食い状で、上顎洞底も消失していたことから、悪性腫瘍が疑われた(**図48-b〜e**)。上顎洞粘膜の腫脹は、腫瘍性病変による二次的な腫脹と考えられたため、大学病院の歯科口腔外科を紹介した。生検の結果は扁平上皮癌で(**図49-a**)、右側頸部郭清術および上顎部分切除術が施行された(**図49-b、c**)。

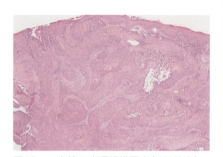

図49-a　生検の病理組織写真(H.E.染色)。異型細胞がシート状および胞巣状に増生し、中〜高分化型扁平上皮癌と診断された。

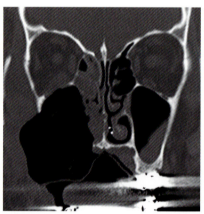

図49-b　術直後の冠状断CT画像。右眼窩下縁を残して上顎が切除されていた。

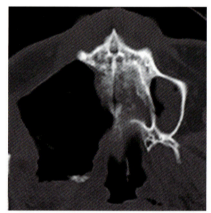

図49-c　術直後の水平断CT画像。3|より後方で、翼状突起を含めて上顎が切除されていた。

図49-a〜c　神戸大学医学部歯科口腔外科、古森孝英教授のご厚意による。

> **POINT　リッジプリザベーションは安全か？**
>
> 　近年、抜歯窩の骨形態を維持する目的で、リッジプリザベーションが行われている。しかし、本症例のように、明らかに癌を思わせる臨床所見が乏しいにもかかわらず、歯槽部に悪性腫瘍が存在する症例がある。紹介医が76|を抜歯した時、骨欠損が思ったよりも大きかったため、「人工骨を填入するほうがいいか？」という問い合わせがあった。
>
> 　万が一、本症例で人工骨が抜歯窩に填入された場合、感染により人工骨が排泄され、生検の機会を逃がして診断が遅れた可能性がある。さらに、人工骨の掻爬により癌細胞がまき散らされ、転移を助長していたと考えられる。

3 生活歯の根尖に注意

サイナスリフトでは、上顎洞底部の上顎洞粘膜骨膜を剥離する。上顎臼歯の根尖が上顎洞底に近接している症例では、上顎洞粘膜骨膜を剥離することによって、歯髄の壊死および壊疽を生じる可能性がある。したがって、上顎臼歯が生活歯で上顎洞底に近接している場合は、サイナスリフト後に根管治療が必要になる可能性を患者に説明しておく必要がある。

▼患者：62歳、女性

患者は、6|欠損のインプラント治療を希望し、紹介され来院した。

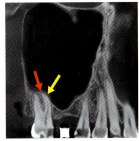
図50-a 術前の近遠心断CT画像。7|近心頬側根の近心面で、歯槽硬線が若干不鮮明であった（黄矢印）。しかし、同根の根尖部には骨が存在していると思われた（赤矢印）。

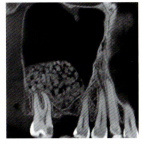
図50-b 術直後のCT画像。上顎洞粘膜に裂開は認めず、サイナスリフト部にはβ-TCP顆粒が填入されていた。

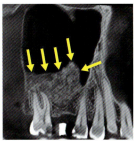
図50-c 術後9ヵ月のCT画像。新上顎洞底部にX線不透過性のラインが認められ（矢印）、β-TCP顆粒は骨に置換されつつあると思われた。

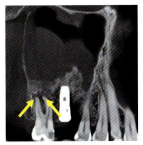
図51-a 埋入直後のCT画像。上顎洞粘膜は著明に腫脹し、7|根尖部にX線透過像が認められたため（矢印）、紹介医に根管治療を依頼した。

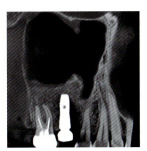
図51-b 二次手術直後のCT画像。上顎洞粘膜の腫脹は改善傾向で、7|根尖部のX線透過像も縮小していた。

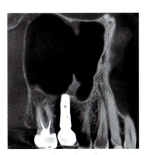
図51-c 埋入後1年のCT画像。7|根尖部のX線透過像は完全に消失し、上顎洞粘膜の腫脹も認められなかった。

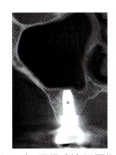
図51-d 同頬舌断CT画像。サイナスリフト部に皮質骨様と海綿骨様のX線不透過像が認められ、β-TCP顆粒は骨に置換していると考えられた。

> **POINT**
> 　　生活歯がサイナスリフト部に近接して存在する症例では、電気歯髄診断やCT画像などで、歯髄の壊死や壊疽が生じていないかを定期的にチェックしなければならない。
> 　サイナスリフト部に術後感染が生じた症例では、填入した人工骨が二次的に感染源となるため、人工骨を摘出する場合がある。本症例のように人工骨としてβ-TCP顆粒を用いた場合、原因の除去によりβ-TCP顆粒が骨に置換する可能性がある。後述するが、β-TCP顆粒は感染に強いと筆者は考えている。

3章 術前診断のポイント

▼患者：57歳、女性
患者は、654欠損のインプラント治療を希望し、紹介され来院した。

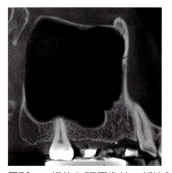
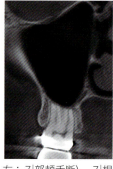

図52-a　術前のCT画像（左：近遠心断、右：7|部頬舌断）。7|根尖部は上顎洞底に近接し、根尖孔が開存していた。

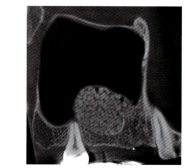
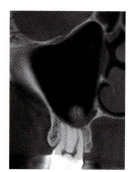

図52-b　サイナスリフト直後のCT画像（左：近遠心断、右：7|部頬舌断）。7|根尖部を避けて上顎洞粘膜骨膜を挙上し、β-TCP顆粒を填入した。

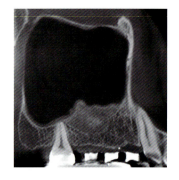
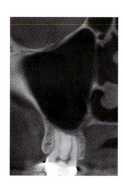

図52-c　サイナスリフト後8ヵ月のCT画像（左：近遠心断、右：7|部頬舌断）。新上顎洞底部にX線不透過性のラインが認められ、β-TCP顆粒は骨に置換しつつあると考えられた。一方、7|根尖部にX線透過像は認めず、上顎洞粘膜の腫脹もみられなかった。

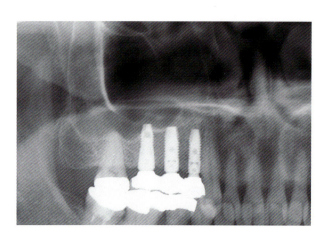
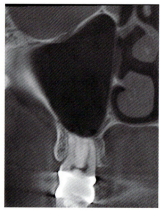

図52-d　サイナスリフト後4年のパノラマX線写真（左）と7|部頬舌断CT画像（右）。インプラント周囲にはX線不透過像が認められ、7|部には根尖病巣はみられなかった。

POINT　生活歯がサイナスリフト部に近接して存在している症例で、上顎洞粘膜骨膜を剥離すると明らかに歯髄壊死を生じる場合は、生活歯を避けてサイナスリフトを施行すべきである。

術中の落とし穴

1　どこにウィンドウを作製するか？
2　上顎洞の形態は複雑
3　後上歯槽動脈に注意
4　上顎洞の内壁を十分に挙上する
5　上顎洞の内壁が鼻腔底方向に陥凹している場合、内側部の吸収が生じやすい
6　上顎洞粘膜骨膜が破れたら…
7　サイナスリフトとインプラントの同時埋入は安全か？
8　ソケットリフトの落とし穴

どこにウィンドウを作製するか？ 1

サイナスリフトでは、上顎洞前壁にウィンドウを作製し、同部の周囲から上顎洞粘膜骨膜を剥離する。上顎洞の形態には個人差があり、上顎洞粘膜骨膜は非常に薄いため、盲目的に剥離を行うと裂開が生じやすい。したがって、上顎洞粘膜骨膜を剥離しやすい位置にウィンドウを作製する必要があり、「ウィンドウを作製する場所」はサイナスリフトを成功させる大きなポイントと考えられる。

▼患者：38歳、女性

76|欠損のインプラント治療のため、サイナスリフトを予定した。パノラマX線写真のみの診断では、ウィンドウを76|部に設置しがちである（**図1-a**）。しかし、近遠心断CT画像では、上顎洞の前方は 4|部にまで及び、上顎洞粘膜骨膜を十分に挙上するためには、4|部の粘膜骨膜も剥離する必要がある。したがって、76|部にウィンドウを設置した場合、54|部はアンダーカットとなり、盲目的に上顎洞粘膜骨膜を剥離することになると思われた（**図1-b**）。

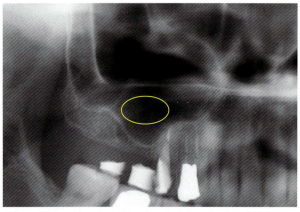

図1-a 術前のパノラマX線写真。サイナスリフトを行う場合、76|部（黄線部）にウィンドウを作製しがちである。

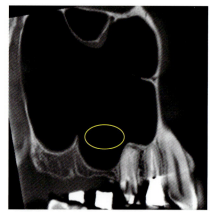

図1-b 術前の近遠心断CT画像。黄線部にウィンドウを作製した場合、54|部はアンダーカットになると思われた。

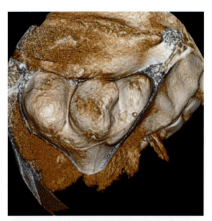

図1-c 上方から上顎洞を観察したボリュームレンダリング画像。76|部の上顎洞底は陥凹し、前後には隔壁が存在していた。

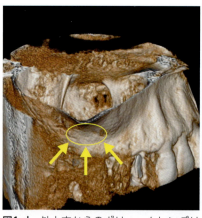

図1-d 外上方からのボリュームレンダリング画像。黄線部（76|部）にウィンドウを作製した場合、上顎洞の前方と後方がアンダーカットになり、盲目的な剥離になると考えられた。

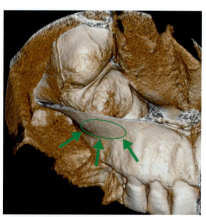

図1-e 前上方からのボリュームレンダリング画像。緑線部（654|部）にウィンドウを作製した場合、上顎洞底と内壁へのアプローチはほぼ直線的になり粘膜骨膜の剥離・挙上が容易になると考えられた。

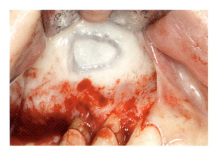

図2-a 縦切開を3|遠心部に入れ、フラップを挙上。654|部の上顎洞前壁に骨切りを行い、トラップドアを作製した。

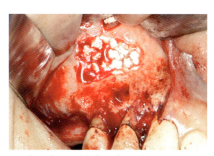

図2-b 上顎洞粘膜骨膜を剥離・挙上し、β-TCP顆粒を填入した。

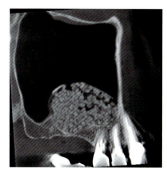

図2-c 術直後の近遠心断CT画像。サイナスリフト部に顆粒状のX線不透過像が認められた。

POINT

術前にウィンドウの位置を検討しなければ、フラップのデザインも決まらない。本症例で5|部に縦切開を入れた場合、ウィンドウを前方に拡大できず、前方部で上顎洞粘膜骨膜の剥離が不十分になる可能性があった。

ワンポイントアドバイス

術前のイメージトレーニングにおいて、石膏模型を活用する。診断時のCTデータを石膏模型に印記し、上顎洞底のラインをイメージすると、適切なウィンドウの位置を決定しやすい（**図5-a**）。

▼**患者：52歳、女性**

|567欠損のインプラント治療のため、サイナスリフトを予定した。パノラマX線写真のみの診断では、ウィンドウを|67部に設置しがちである（**図3-a**）。しかし、近遠心断CT画像では、上顎洞の前方は|4部にまで及び、|5部には小さな隔壁が存在し、上顎洞底は隔壁の後方で急激に下降していた。したがって、上顎洞粘膜骨膜を十分に挙上するためには、|5部に存在する隔壁の前方まで粘膜骨膜を剥離する必要がある。したがって、|67部にウィンドウを作製した場合、|5部隔壁の前方まで上顎洞粘膜骨膜を剥離することは困難と考えられた（**図3-b**）。

図3-a 術前のパノラマX線写真。サイナスリフトを行う場合、|67部（黄線部）にウィンドウを作製しがちである。

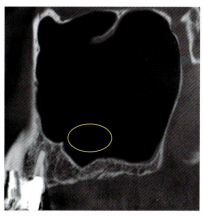

図3-b 術前の近遠心断CT画像。黄線部にウィンドウを作製した場合、|5部隔壁の前方まで上顎洞粘膜骨膜を剥離することは困難である。

3章 術中の落とし穴

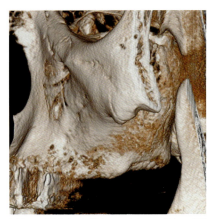

図4-a 側方向のボリュームレンダリング画像。頬骨下陵は 6̲7̲ 部に存在し、外側に突出していた。

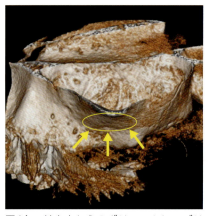

図4-b 外上方からのボリュームレンダリング画像。黄線部にウィンドウを作製した場合、上顎洞の前方と後方がアンダーカットになると考えられた。

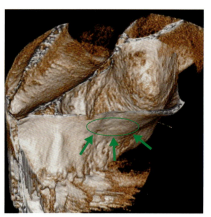

図4-c 前上方からのボリュームレンダリング画像。緑線部にウィンドウを作製した場合、上顎洞底と内壁へのアプローチはほぼ直線的になり、上顎洞粘膜骨膜の剥離・挙上が容易になると思われた。

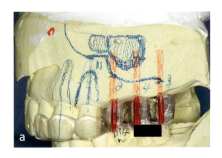

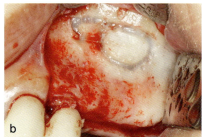

図5-a 診断時のCTデータから上顎洞底のラインを石膏模型に記入し、ウィンドウの位置を決定した。

図5-b 石膏模型を参考にして、上顎洞前壁の骨切りを行い、トラップドアを作製した。

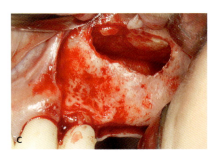

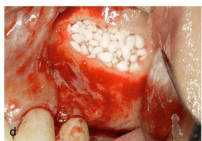

図5-c ウィンドウの周囲から上顎洞粘膜骨膜を剥離・挙上したが、裂開は生じなかった。

図5-d サイナスリフト部にβ-TCP顆粒を填入した。

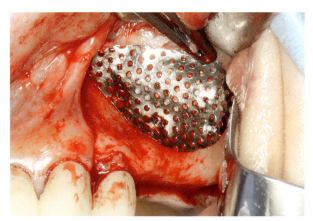

図5-e ウィンドウ部をチタンメッシュとマイクロスクリューで強固に閉鎖した。

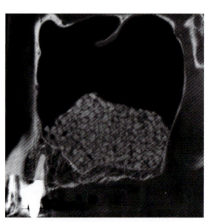

図5-f 術直後の近遠心断CT画像。サイナスリフト部に顆粒状のX線不透過像が認められた。

上顎洞の形態は複雑　2

　上顎洞の形態には個人差があり、上顎洞底および内壁に隔壁が存在する場合がある。一方、上顎洞粘膜骨膜は紙のように薄いため、隔壁部で裂開が生じるリスクがある。したがって、術前のCT画像で上顎洞の形態を十分に把握し、ウィンドウのデザインを含めて、上顎洞粘膜骨膜を剥離する手順をイメージトレーニングする。

▼患者：43歳、女性

7654欠損のインプラント治療に対して、サイナスリフトが必要とのことで紹介され来院した。

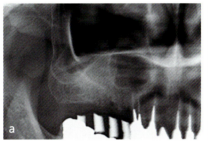
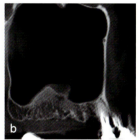

図6-a　術前のパノラマX線写真。上顎洞底の形態は不整で765部では十分な骨高径が存在するように思われた。

図6-b　術前の近遠心断CT画像。765部に十分な骨量があると思われた。

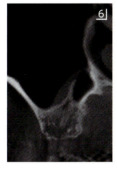
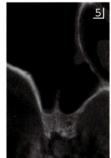
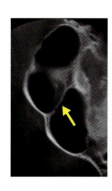

図6-c　65部頰舌断CT画像。上顎洞底の中央部に隔壁が存在し、上顎洞底の形態は複雑と考えられた。

図6-d　水平断CT画像。頰舌的な隔壁が2つ存在し、前方は3部の前壁から76部の内壁に斜走していた（矢印）。

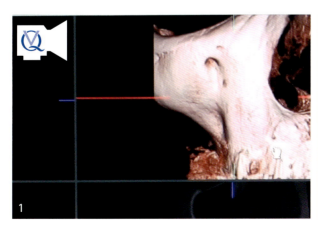
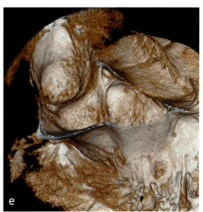

ビデオ1　上顎洞を三次元的にイメージするために、さまざまな角度のボリュームレンダリング画像を作製した。

図6-e　前上方から上顎洞を観察したボリュームレンダリング画像。隔壁が2つ認められ、隔壁の基部には骨の陥凹がみられた。

3章 術中の落とし穴

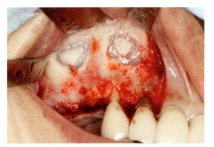
図7-a 上顎洞前壁にトラップドアを2つ作製した。前方のトラップドアは 32| 部であったため、1| 遠心に縦切開を行った。

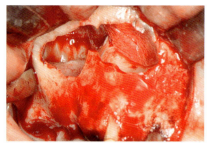
図7-b 最終的に隔壁尖端部の上顎洞粘膜骨膜を剥離し、全体を挙上した。

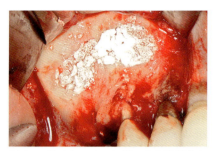
図7-c サイナスリフト部にβ-TCP顆粒を填入し、チタンメッシュとマイクロスクリューで強固に閉鎖した。

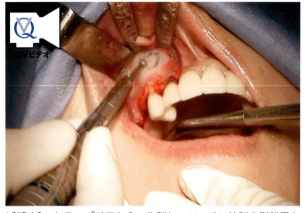
ビデオ2 トラップドアを2つ作製し、マーチン社製の剥離子を用いて、隔壁の基部から両斜面の上顎洞粘膜骨膜を剥離した。スタンツェを用いてアンダーカットになる骨を除去し、直視下で上顎洞粘膜骨膜を剥離・挙上した。

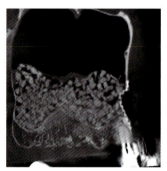
図7-d 術直後の近遠心断CT画像。十分な量のβ-TCP顆粒が認められた。

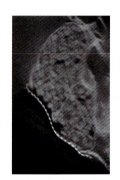
図7-e 術直後の水平断CT画像。隔壁の周囲にβ-TCP顆粒が認められた。

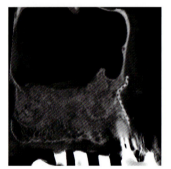
図8-a 術後9ヵ月の近遠心断CT画像。β-TCP顆粒のサイズは小さくなり、サイナスリフト部の骨置換が進行していると思われた。

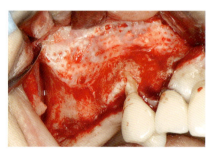
図8-b 術後1年にチタンメッシュを除去し、十分な長さのインプラントを3本埋入した。

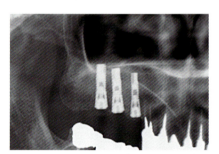
図8-c 一次手術直後のパノラマX線写真。適切な位置にインプラントが埋入された。

> **POINT**
> パノラマX線写真で上顎洞の隔壁を確認することは困難で、必ずCT画像で診断する。また、各断面のCT画像で隔壁を立体的に把握することも難しいため、上方から上顎洞を観察したボリュームレンダリング画像でイメージトレーニングすることは有用である。

2 上顎洞の形態は複雑

▼患者：47歳、女性

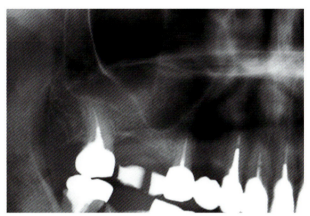

図9-a　65|欠損のインプラント治療に対して、サイナスリフトが必要とのことで紹介され来院した。術前のパノラマX線写真では上顎洞底が下方に発達し、サイナスリフトが必要と思われた。

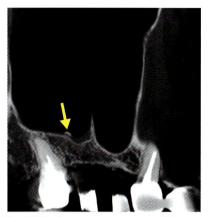

図9-b　術前の近遠心断CT画像。65|間に比較的高い隔壁が認められた。また、上顎洞粘膜内骨形成と思われるX線不透過物が認められたが、上顎洞粘膜の腫脹は軽度であった（矢印）。

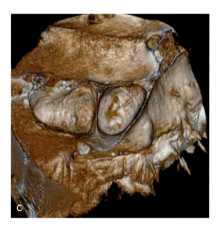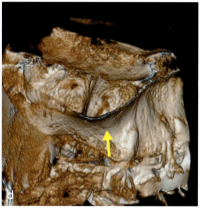

図9-c　上方から上顎洞を観察したボリュームレンダリング画像。65|間の隔壁は頰舌的に存在し、頰骨下陵の外側への張り出しは軽度であった。

図9-d　前上方からのボリュームレンダリング画像。頰骨下陵は5|部に存在し（矢印）、視野的に上顎洞後壁にウィンドウを作製することは可能と思われた。

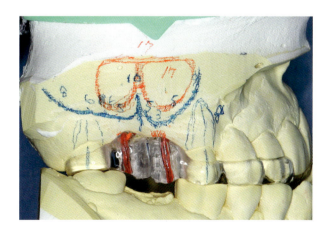

図9-e　65|部にウィンドウを2つ作製することは可能と診断し、CTデータを反映させた石膏模型。青線で上顎洞底を描写し、ウィンドウの大きさと位置を赤線で記入した。

　粘膜骨膜弁を作製後に診断用ステントを装着し、ウィンドウの骨切りラインをピオクタニン液を用いて印記した。まず、隔壁の前方でダイヤモンドのラウンドバーを用いて骨切りを行い、上顎洞粘膜骨膜を剥離・挙上した。次に、隔壁の後方で骨切りを行い、上顎洞粘膜骨膜を剥離・挙上した。上顎洞の内壁と隔壁の近遠心面が十分に剥離されていることを確認し、最後に隔壁尖端部の上顎洞粘膜骨膜を剥離・挙上した。肉眼的に上顎洞粘膜骨膜に裂開を認めなかったが、念のためテルダーミスを設置した。サイナスリフト部にβ-TCP顆粒を填入した後、ウィンドウ部をチタンメッシュとマイクロスクリューで強固に閉鎖した（ビデオ3、図10-a〜d）。

067

3章 術中の落とし穴

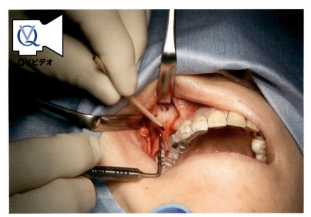

ビデオ3　隔壁の前方からサイナスリフトを行った。アンダーカットになる骨壁はスタンツェを用いて除去し、なるべく明視野で上顎洞粘膜骨膜を剥離した。挙上された上顎洞粘膜骨膜は、肉眼的に裂開を認めず、鼻呼吸に同期して動いていた。

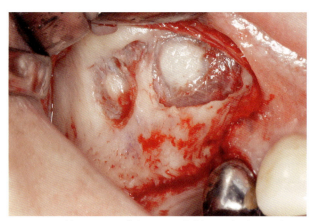

図10-a　65|部にトラップドアを2つ作製したが、頬骨下陵の張り出しは少なかったため、視野は良好であった。

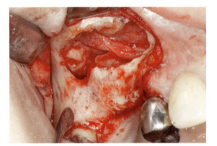

図10-b　最後に隔壁尖端部の上顎洞粘膜骨膜を剥離・挙上した。

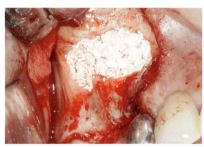

図10-c　サイナスリフト部にβ-TCP顆粒を填入した。

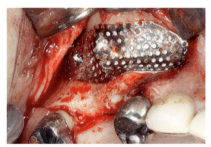

図10-d　チタンメッシュとマイクロスクリューを用いて、ウィンドウ部を強固に閉鎖した。

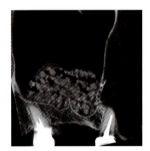

図11-a　術直後の近遠心断CT画像。サイナスリフト部に十分な量のβ-TCP顆粒が填入され、上顎洞粘膜骨膜の裂開を示す水平線状の陰影を認めなかった。

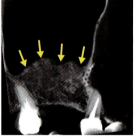

図11-b　術後9ヵ月のCT画像。β-TCP顆粒のサイズは小さくなり、新上顎洞底部にX線不透過性のラインが出現し（矢印）、サイナスリフト部の骨置換が進行していると思われた。

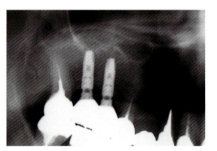

図11-c　サイナスリフト後2年のパノラマX線写真。紹介医でインプラント治療が施行され、インプラント周囲にはX線不透過像が認められた。

POINT　ウィンドウを上顎洞の後壁に作製する場合は、頬骨下陵の位置と外側への張り出しを確認する必要がある。万が一、術野の確保が困難な場合は、隔壁前方の上顎洞粘膜骨膜を剥離・挙上し、隔壁の基部を頬舌的に骨切りした後、同部から後方の上顎洞粘膜骨膜を剥離する必要がある。

後上歯槽動脈に注意 3

　サイナスリフトでウィンドウを作製する場合、上顎洞前壁内に後上歯槽動脈が走行している症例がある。後上歯槽動脈の直径が1mm以上の症例では、動脈を損傷すると大量に出血する場合があるため、動脈を結紮・切断する必要がある。

▼患者：63歳、男性
　7–3欠損のインプラント治療を希望し、紹介され来院。

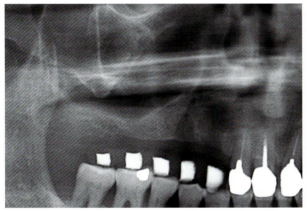
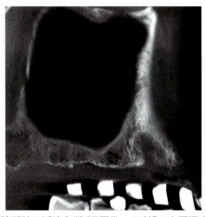

図12-a　診断時のパノラマX線写真。上顎洞底は下方に発達し、サイナスリフトが必要と思われた。

図12-b　診断時の近遠心断CT画像。76|部で上顎洞底が下方に発達していた。

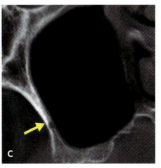
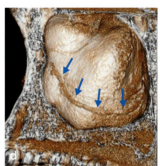

図12-c　6|部頬舌断CT画像。上顎洞前壁は分厚く、類円形のX線透過像が認められた。さらに、透過像の内側にはX線不透過像が認められ、後上歯槽動脈は骨内に存在すると思われた。

図12-d　上顎洞前壁を内側から観察したボリュームレンダリング画像。後上歯槽動脈と思われる線状物が上顎洞前壁を横走し（矢印）、動脈を避けてウィンドウを作製することは困難である。

　後上歯槽動脈は完全に上顎洞前壁の骨内を走行し、動脈を避けてウィンドウを作製することが困難であったため、動脈を結紮・切断して上顎洞粘膜骨膜を剥離する計画を立てた。

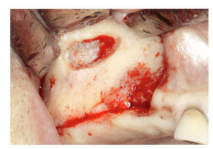
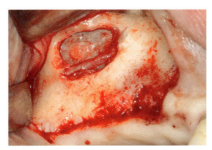
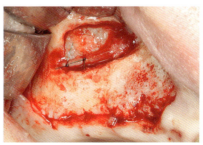

図13-a　上顎洞前壁の骨をダイヤモンドのラウンドバーで削除し、後上歯槽動脈の周囲骨を露出させた。

図13-b　上顎洞粘膜骨膜を損傷しないように、動脈周囲の骨を除去し、後上歯槽動脈を剖出した。

図13-c　動脈を上顎洞粘膜骨膜から剥離し、5-0ナイロン糸で結紮した。

3章 術中の落とし穴

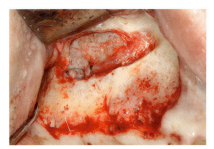

図13-d 結紮部の間で動脈を切断した。

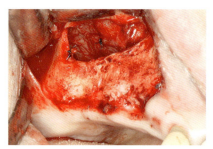

図13-e 上顎洞粘膜骨膜を剥離・挙上した。ナイロン糸は炎症反応を生じないため、そのまま放置した。

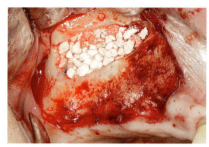

図13-f サイナスリフト部にβ-TCP顆粒を填入し、チタンメッシュとマイクロスクリューでウィンドウ部を強固に閉鎖した。

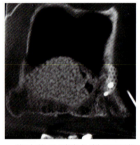

図13-g 術直後の近遠心断CT画像。サイナスリフト部に十分な量のβ-TCP顆粒が填入されていた。

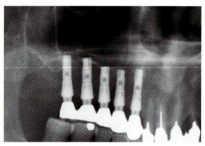

図13-h サイナスリフト後6年のパノラマX線写真。すべてのインプラント周囲にはX線不透過像が認められ、経過良好と思われた。

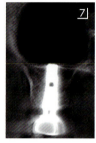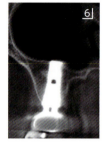

図13-i サイナスリフト後6年の7⏌6⏌部頬舌断CT画像。インプラント周囲には皮質骨様と海綿骨様のX線不透過像が認められ、β-TCP顆粒は骨に置換していた。

> **POINT**
>
> 万が一、動脈を切断した場合、動脈は収縮して骨内に入り込んでしまう。したがって、圧迫止血や電気メスによる止血は難しく、出血により術野の確保も困難となる。したがって、緊急の対応策としては、把持部が薄い器具を用いて前壁の断面を潰し、機械的に血管を圧平させて止血する方法がある（**図14-a、b**）。
>
> また、骨が分厚いために血管を圧平できない場合は、骨断面の出血点に太めのファイルを挿入することも有効と思われる。しかし、両者は一時的な対処法であり、後出血のリスクがあるため、血管を剖出して確実に結紮することが重要である（**図14-c**）。

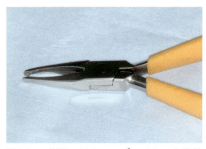

図14-a 当院ではホーのプライヤーを準備している。

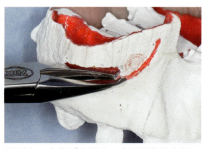

図14-b 血管が走行する上顎洞前壁を握り潰し、機械的に血管を圧平させる。

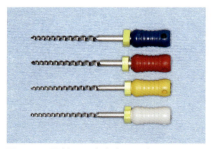

図14-c 骨断面の出血点に、太めのファイルを挿入して止血を試みる。

▼患者：52歳、男性

67欠損のインプラント治療を希望し、紹介され来院した。

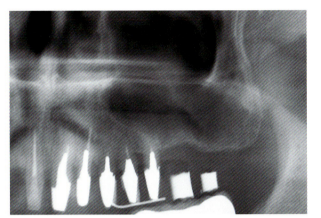

図15-a　診断時のパノラマX線写真。上顎洞底は下方に発達し、サイナスリフトが必要と考えられた。

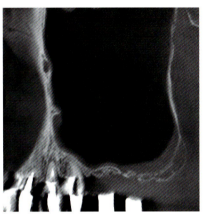

図15-b　診断時の近遠心断CT画像。上顎洞の前方は4部に及び、67部の骨高径は2mm前後であった。

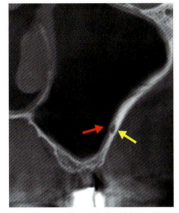

図15-c　6部頰舌断CT画像。上顎洞前壁に類円形のX線透過像が存在し（黄矢印）、内側にX線不透過像が認められた（赤矢印）。類円形のX線透過像は後上歯槽動脈で、上顎洞前壁の骨内を走行していると思われた。

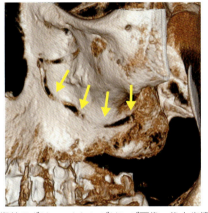

図15-d　術前のボリュームレンダリング画像。後上歯槽動脈と思われる線状物が上顎洞前壁を横走し（矢印）、動脈を避けてウィンドウを作製することは困難と思われた。

　上顎洞の前方は4部に及んでいたため、456部にウィンドウを作製する必要があり、後上歯槽動脈を避けてウィンドウを作製することは困難である。また、後上歯槽動脈の内側にはX線不透過像が認められ、動脈を上顎洞粘膜骨膜とともに剝離することは困難と考え、動脈を結紮・切断してサイナスリフトを施行した（**ビデオ4**）。

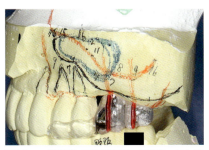

図16-a　診断時の石膏模型。CTデータを基に上顎洞底と後上歯槽動脈を模型に記入し、ウィンドウの位置をイメージした（青線）。

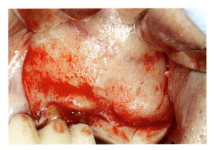

図16-b　帯赤色のラインが上顎洞前壁に認められ、後上歯槽動脈と考えられた。

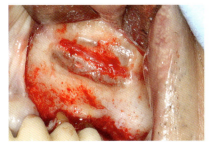

図16-c　上顎洞前壁の骨をダイヤモンドのラウンドバーで削除し、後上歯槽動脈を剖出した。

3章 術中の落とし穴

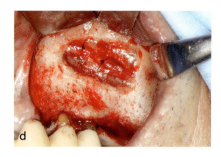
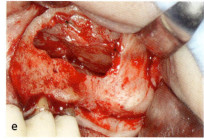

図16-d　5-0ナイロン糸で動脈を結紮・切断。

図16-e　上顎洞粘膜骨膜を動脈と上顎洞から剥離し、十分に挙上した。

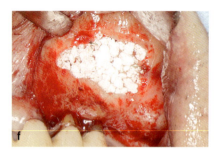
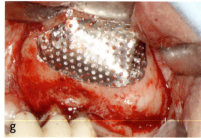

図16-f　サイナスリフト部にβ-TCP顆粒を填入。

図16-g　チタンメッシュとマイクロスクリューでウィンドウ部を強固に閉鎖した。

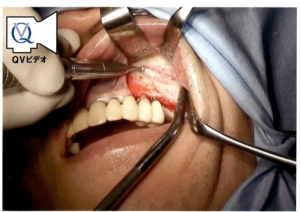

ビデオ4　後上歯槽動脈を剖出するポイント。①動脈の周囲骨を一層残して、ダイヤモンドのラウンドバーで前壁の骨を削除する。②ストレートの鋭匙を用いて、残存させた薄い骨を動脈から弾くように除去する。③上顎洞粘膜骨膜を損傷しないように、動脈の内側を剥離する。

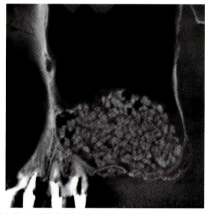

図16-h　術直後の近遠心断CT画像。サイナスリフト部に十分な量のβ-TCP顆粒が填入されていた。

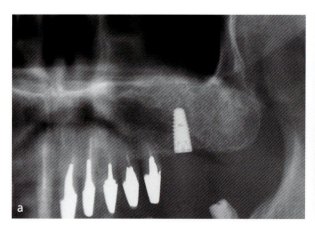
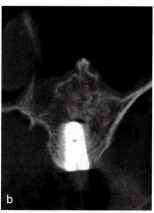

図17-a　サイナスリフト後2年のパノラマX線写真。紹介医でインプラントが埋入されたが、インプラント周囲にはX線不透過像が認められた。

図17-b　同頬舌断CT画像。インプラント周囲には皮質骨様と海綿骨様のX線不透過像が認められ、β-TCP顆粒は骨に置換していた。

上顎洞の内壁を十分に挙上する 4

　通常、上顎臼歯部のインプラント治療では、インプラントを歯槽頂から対合歯の頬側咬頭に向けて埋入する。したがって、インプラントの尖端は上顎洞の内壁に向かう場合が多く、サイナスリフトでは上顎洞の内壁を十分に挙上する必要がある。

▼患者：48歳、女性
　7654欠損のインプラント治療を希望し、紹介され来院。

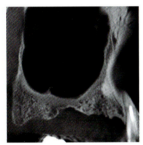
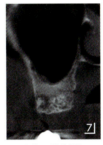
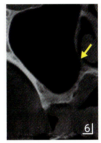
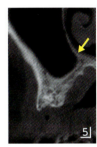

図18-a　診断時の近遠心断CT画像。上顎洞は下方に発達し、サイナスリフトが必要と考えられた。

図18-b　診断時の765部頬舌CT画像。65部では、上顎洞の内壁が鼻腔底側に若干陥凹していた（矢印）。

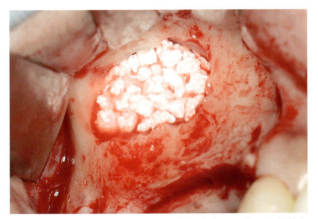
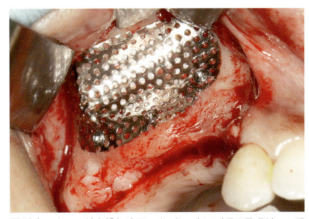

図19-a　上顎洞粘膜骨膜を十分に剥離・挙上し、β-TCP顆粒を填入した。

図19-b　ウィンドウ部をチタンメッシュとマイクロスクリューで強固に閉鎖した。

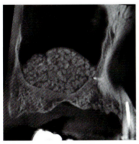
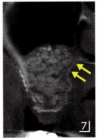
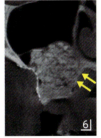
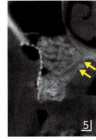

図19-c　術直後の近遠心断CT画像。サイナスリフト部に顆粒状のX線不透過像が認められる。また、水平線状の陰影が存在していないことから、上顎洞粘膜骨膜に裂開はないと考えられた。

図19-d　術直後の765部頬舌CT画像。上顎洞内壁部に顆粒状のX線不透過像が認められ（黄矢印）、頬舌的にも十分な量のβ-TCP顆粒が填入されていた。

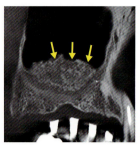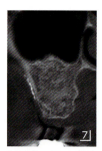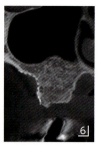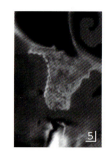

図20-a 術後1年の近遠心断CT画像。β-TCP顆粒のサイズは小さくなり、新上顎洞底部にX線不透過性のラインが認められた（矢印）。

図20-b 同765部頬舌断CT画像。サイナスリフト部に若干の目減りがみられたが、上顎洞内壁部にX線不透過像が認められた。

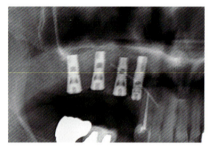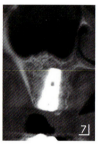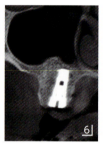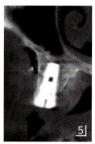

図20-c インプラント埋入直後のパノラマX線写真。7654部に4本のインプラントを埋入し、十分な初期固定が獲得された。

図20-d 同765部頬舌断CT画像。インプラントは歯槽頂から上顎洞の内壁に向かって埋入され、周囲にはX線不透過像が認められた。

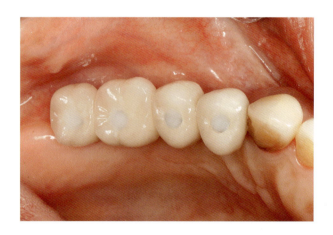

図21-a すべてのインプラントには骨結合が獲得された。スクリュー固定により上部構造を装着。

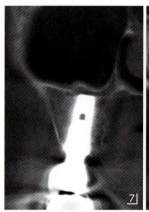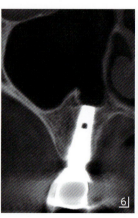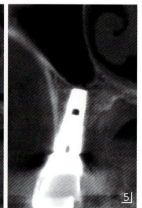

図21-b サイナスリフト後5年の765部頬舌断CT画像。インプラント周囲に皮質骨様と海綿骨様のX線不透過像が認められ、β-TCP顆粒は骨に置換していると考えられた。

POINT 上顎洞の内壁を十分に挙上するポイント

1．ウィンドウは適度な大きさに
　ウィンドウが小さい場合、上顎洞内壁の視野を確保できず、盲目的に上顎洞粘膜骨膜を剥離することになり、粘膜骨膜の裂開や剥離不足が生じる。したがって、スタンツェなどで必要最低限にウィンドウを開大する(**図22-a**)。

2．上顎洞の前方、底部および後方の粘膜骨膜を十分に剥離しておく
　上顎洞粘膜骨膜は、剥離すると収縮して分厚くなり、裂開しにくくなる。したがって、局部で剥離を進めずに、全体的に万遍なく粘膜骨膜を剥離するのがポイントである。内壁を剥離する場合は、あらかじめ上顎洞の前方、底部および後方の粘膜骨膜を十分に剥離し、粘膜骨膜の緊張を緩めておく(**図22-b**)。

3．内壁部では上顎洞粘膜骨膜と骨の結合力が強い
　上顎洞粘膜骨膜と上顎洞内壁の結合力は強いため、粘膜骨膜の剥離が困難な場合がある。同部には解剖学的に問題となる血管や神経は存在しないため、形状がストレートの剥離子を骨面に強く押し当て、骨面を削ぐように粘膜骨膜を剥離する(**図22-c**)。

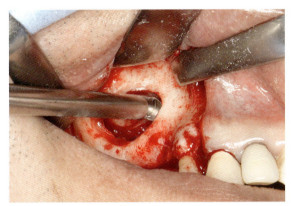

図22-a　前方部はアンダーカットになりやすいため、スタンツェなどで必要最低限にウィンドウを開大する。

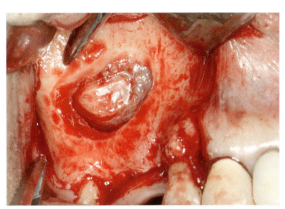

図22-b　内側の剥離に入る前に、上顎洞の前方、底部および後方で粘膜骨膜を剥離し、粘膜骨膜の緊張を緩めておく。

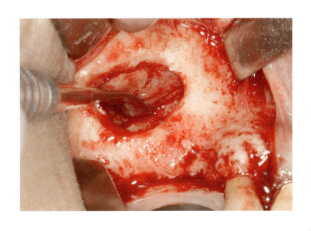

図22-c　内側の剥離では、形状がストレートの剥離子を骨面に強く押し当て、骨面を削ぐように粘膜骨膜を剥離する。

3章 術中の落とし穴

隔壁が存在しない症例

▼患者：54歳、男性

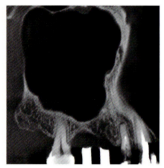

図23-a 診断時の近遠心断CT画像。上顎洞は下方に発達し、形態はスムーズであった。

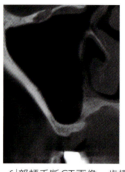

図23-b 6|部頬舌断CT画像。歯槽骨の高径は2mm前後であった。

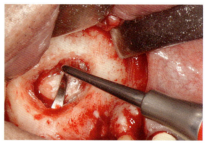

図23-c トラップドアを作製し、上顎洞の前方、底部および後方の上顎洞粘膜骨膜を剥離した。

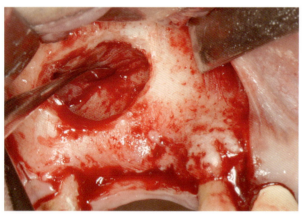

図23-d ストレートタイプの剥離子を用いて、内壁の粘膜骨膜を剥離した。

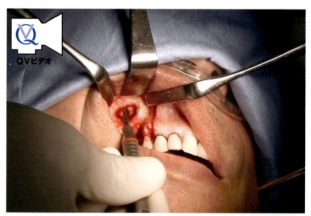

ビデオ5 スタンツェを用いてウィンドウを拡大し、上顎洞の前方、底部および後方の上顎洞粘膜骨膜を剥離した。最終的に、ストレートタイプの剥離子を内壁に押し当て、骨面を削ぐように内側の粘膜骨膜を十分に剥離した。

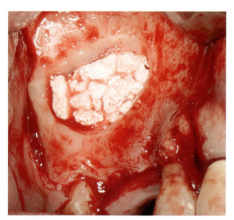

図23-e β-TCP顆粒をサイナスリフト部に填入し、チタンメッシュとマイクロスクリューでウィンドウを閉鎖した。

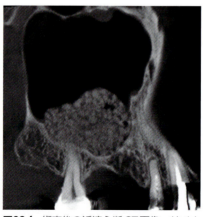

図23-f 術直後の近遠心断CT画像。サイナスリフト部に顆粒状のX線不透過像が認められた。

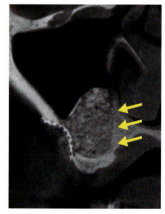

図23-g 6|部頬舌断CT画像。上顎洞の内壁部に、十分な量の顆粒状のX線不透過像が認められた（矢印）。

隔壁が存在する症例

▼患者：57歳、女性

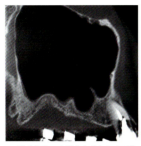

図24-a　診断時の近遠心断CT画像。上顎洞底の形態は不整で、3つの隔壁が存在していた。

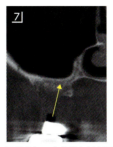
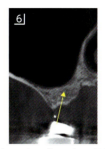
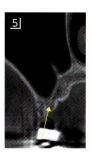

図24-b　上顎洞底は下方に発達し、インプラントの埋入方向は歯槽頂から上顎洞の内壁に向かっていた（矢印）。

ビデオ6　スタンツェを用いてウィンドウを拡大しながら、上顎洞の前方と底部の上顎洞粘膜骨膜を剥離した。さらに、ストレートと湾曲した剥離子を交互に用いて、隔壁と内壁部の粘膜骨膜を十分に剥離した。

図24-c　術中の口腔内写真。隔壁および内壁部の上顎洞粘膜骨膜を十分に剥離・挙上した。サイナスリフト部にβ-TCP顆粒を填入し、ウィンドウ部をチタンメッシュとマイクロスクリューで強固に閉鎖した。

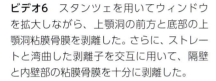
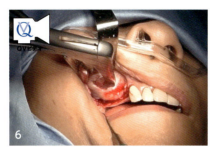
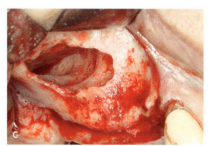

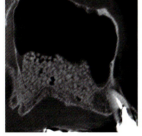

図24-d　術直後の近遠心断CT画像。サイナスリフト部に顆粒状のX線不透過像が認められた。

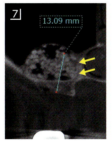
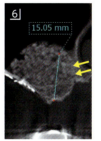
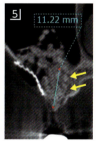

図24-e　同頬舌断CT画像。上顎洞の内壁部に顆粒状のX線不透過像が認められた（矢印）。

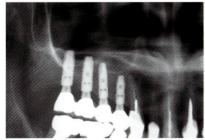

図24-f　サイナスリフト後5年のパノラマX線写真。インプラント周囲にはX線不透過像が認められた。

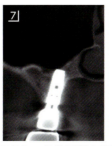
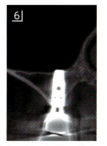
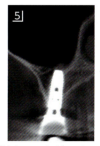

図24-g　同頬舌断CT画像。サイナスリフト部のボリュームは減少していたが、インプラント周囲には皮質骨様と海綿骨様のX線不透過像が認められた。

3章 術中の落とし穴

> **POINT　サイナスリフトの術中は焦ってはいけない！**
>
> サイナスリフトの手術では、上顎洞粘膜骨膜の剥離と挙上がポイントで、粘膜骨膜を裂開させない繊細な手技が求められる。したがって、たとえ時間を要しても、確実に粘膜骨膜を剥離することが重要で、決して焦ってはいけない。
>
> 筆者は必ず静脈内鎮静を併用してサイナスリフトを行っているが、術中の激しい患者の体動により、内壁の上顎洞粘膜骨膜を十分に剥離できなかった症例を経験した。

▼**患者：48歳、女性**
7654欠損に対するインプラント治療のため、サイナスリフトを予定した。

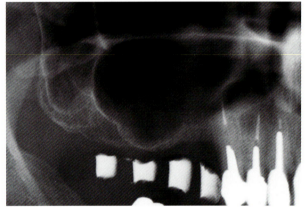 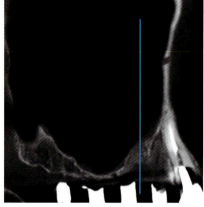 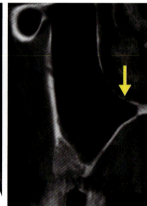

図25-a 診断時のパノラマX線写真。上顎洞は下方に発達し、サイナスリフトが必要と考えられた。

図25-b 術前の近遠心断CT画像（左）と青線部の頬舌断CT画像（右）。6|部の歯槽骨高径は1mm前後で、頬舌断CT画像では上顎洞内の内壁が鼻腔底部に陥凹していた（矢印）。

ミダゾラムを3mg静脈内投与し、循環動態が安定していたため、サイナスリフトを行った。手術開始後20分に上顎洞内壁部の粘膜骨膜を剥離し始めた頃、患者の体動が始まった。ミダゾラムを追加投与したが、「手術はもう終わりますか？」と患者は訴え続け、体動は治まらなかった。手術の中止も考えたが、上顎洞底部の粘膜骨膜を剥離していたため手術を続行した。最終的に合計7mgのミダゾラムを投与したが、体動は治まらず、焦りながらも何とか手術を終了した。

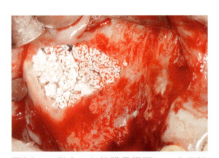 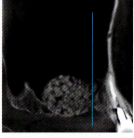 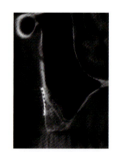

図26-a 挙上した粘膜骨膜下に、β-TCP顆粒を填入した後、ウィンドウ部にチタンメッシュを設置し創を閉鎖した。

図26-b 術直後の近遠心断CT画像（左）と青線部の頬舌断CT画像（右）。近遠心断CT画像では、サイナスリフト部に顆粒状のX線不透過像が認められた。一方、頬舌断CT画像では、内壁部の粘膜骨膜はほとんど剥離・挙上されておらず、サイナスリフトは不十分と思われた。

図26-c 術後6ヵ月の頬舌断CT画像。X線不透過像が若干出現していたが、サイナスリフトの意味がないと考えられた。

5 上顎洞の内壁が鼻腔底方向に陥凹している場合、内側部の吸収が生じやすい

　上顎洞の内壁が鼻腔底方向に陥凹している場合、上顎洞の内壁を十分に挙上しても、造成した骨の内側部に吸収が生じる場合がある。したがって、内壁部の上顎洞粘膜骨膜の剥離・挙上は陥凹部の上方まで十分に行うべきで、陥凹部の下方で止めないほうが無難と考えられる。

▼患者：53歳、女性
　7̲6̲5̲|欠損のインプラント治療を希望し、紹介され来院。

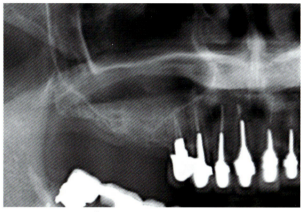 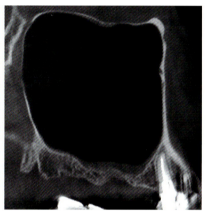 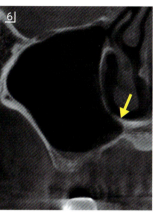

図27-a 初診時のパノラマX線写真。上顎洞底は下方に発達し、サイナスリフトが必要と思われた。

図27-b 診断時の近遠心断CT画像。7̲6̲|部の歯槽骨高径は2〜4mmであった。

図27-c 6̲|部頬舌断CT画像。上顎洞は頬舌的にも発達し、上顎洞の内壁は鼻腔底方向に陥凹していた（矢印）。

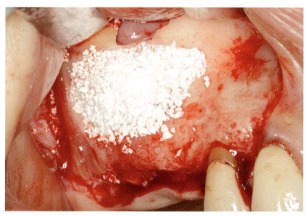 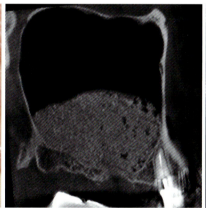 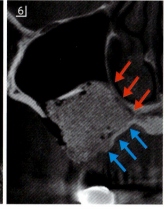

図28-a 術中口腔内写真。上顎洞粘膜骨膜を剥離・挙上し、サイナスリフト部にβ-TCP顆粒を填入した。

図28-b 術直後の近遠心断CT画像。サイナスリフト部には十分な量の顆粒状のX線不透過像が認められた。

図28-c 同6̲|部頬舌断CT画像。上顎洞の内壁部には顆粒状のX線不透過像（青矢印）が認められた。しかし、陥凹部の上方には一層のX線透過像が見られ（赤矢印）、同部の上顎洞粘膜骨膜は剥離されていないと考えられた。

3章 術中の落とし穴

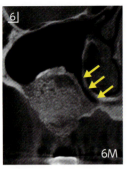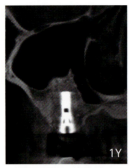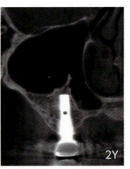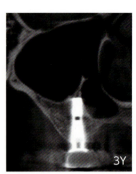

図29-a 術後6ヵ月～3年の 6| 部頰舌断CT画像。術後6ヵ月では、サイナスリフトの内側部でボリュームが若干減少していた（矢印）。術後1年にインプラントを埋入したが、術後2、3年では、サイナスリフト部は皮質骨様と海綿骨様のX線不透過像を呈していた。一方、上顎洞内側部のボリュームは経時的に減少し、骨吸収はインプラントに近づいていた。

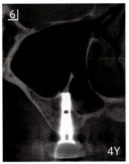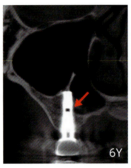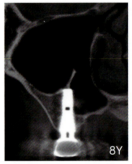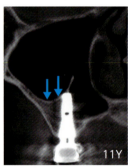

図29-b 術後4～11年の 6| 部頰舌断CT画像。術後4年では骨吸収がインプラントの尖端内側部に及び、術後6年では骨吸収がインプラント体の尖端側1/2の内側部に到達していた（赤矢印）。術後8年と11年のCT画像は、術後6年のCT画像とほぼ同じで、内側部の骨吸収は停止したと思われた。一方、術後11年のCT画像において、インプラントの頰側に存在するX線不透過像は（青矢印）、術後3年の画像とほぼ変化していなかった。

術後11年のパノラマX線写真では、765|部のインプラントが上顎洞内に突出しているようにみえた（**図30-a**）。しかし、765|部の頰舌断CT画像では、インプラントの内側部に骨吸収が認められたが、頰側には骨が存在していた（**図29-b、30-b**）。一方、骨吸収が停止した内壁の形態は術前とほぼ同じで（**図27-c**）、異常な骨吸収というよりも、元の形態に戻ったと考えられた。したがって、サイナスリフト部の内側に生じた骨吸収は、β-TCP顆粒が直接的な原因ではなく、上顎洞の形態など局所的な要因が関与していると考察された。

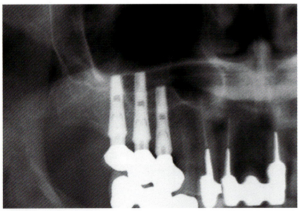

図30-a 術後11年のパノラマX線写真。765|部のインプラントが上顎洞内に突出しているようにみえた。

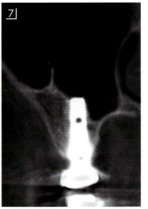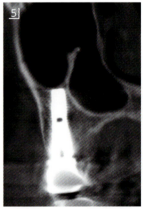

図30-b 術後11年の 75|部頰舌断CT画像。インプラントの内側部に吸収が認められたが、頰側には十分な骨が存在していた。

5 上顎洞の内壁が鼻腔底方向に陥凹している場合、内側部の吸収が生じやすい

▼患者：40歳、男性

右側上顎のインプラント治療を目的に、β-TCP顆粒を用いてサイナスリフトを施行した。

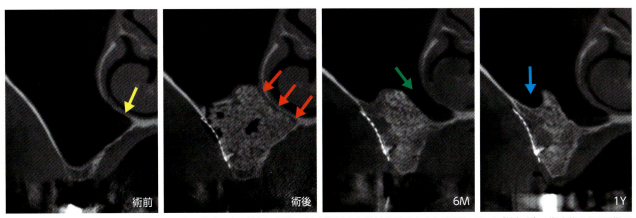

図31 術前から術後1年の頰舌断CT画像。術前の頰舌断CT画像では上顎洞の内壁は鼻腔底方向に陥凹していた（黄矢印）。術直後のCT画像では陥凹部の上方にX線透過像が認められた（赤矢印）。術後6ヵ月ではサイナスリフト部の内側に吸収が認められた（緑矢印）。術後1年では内側の吸収はさらに進行（青矢印）していたが、頰側のボリュームは維持されていた。

▼患者：57歳、男性

左側上顎のインプラント治療を目的に、β-TCP顆粒を用いてサイナスリフトを施行した。

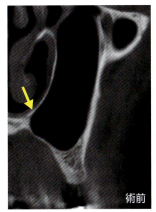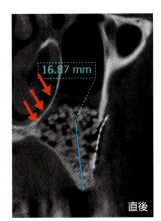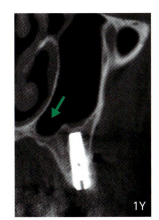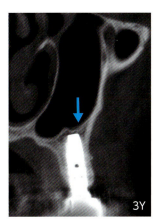

図32 術前の頰舌断CT画像では、上顎洞の内壁は鼻腔底方向に陥凹していた（黄矢印）。術直後では陥凹部の上方には帯状の陰影が認められ（赤矢印）、同部の上顎洞粘膜骨膜は剥離されていないと考えられた。術後1年ではサイナスリフト部の内側に吸収が認められ（緑矢印）、術後3年では内側の吸収は若干拡大していたが、頰側のボリュームは維持されていた（青矢印）。

POINT

上顎洞の内壁が鼻腔底方向に陥凹している症例では、上顎洞粘膜骨膜の剥離・挙上を陥凹部の下方で終了すると、サイナスリフト部の内側に吸収が生じる。しかし、頰側部には吸収がほとんど起こらないため、β-TCP顆粒が吸収の直接的な原因ではないと思われる。また、内側部の吸収は術前の内壁の形態と同じになった時点で停止するため、内壁の陥凹という形態的な問題によって生じ、気流などが関与している可能性がある。

ワンポイントアドバイス

上顎洞の内壁が鼻腔底方向に陥凹している場合、陥凹部の上方まで上顎洞粘膜骨膜を剥離・挙上する。しかし、陥凹部の粘膜骨膜を剥離することは難しいため、ウィンドウの拡大、ストレートタイプの剥離子および拡大鏡などが必要になる。

3章 術中の落とし穴

▼患者：40歳、女性
　567欠損のインプラント治療を希望し、紹介され来院。

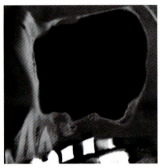

図33-a　診断時の近遠心断CT画像。567部で上顎洞は下方に発達し、サイナスリフトが必要と考えられた。

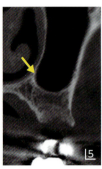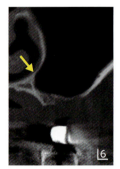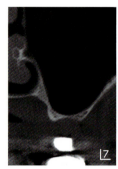

図33-b　診断時の567部頬舌CT画像。67部の骨高径は1mm前後で、6部では上顎洞の内壁が鼻腔底方向に陥凹していた（矢印）。

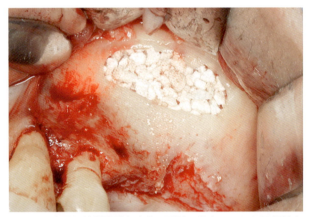

図34-a　上顎洞粘膜骨膜を十分に剥離・挙上し、β-TCP顆粒を填入した。

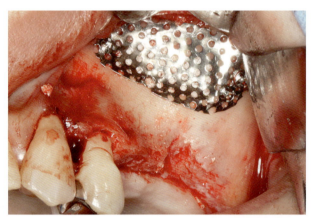

図34-b　ウィンドウ部をチタンメッシュとマイクロスクリューで強固に閉鎖した。

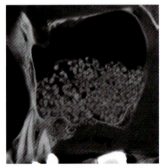

図34-c　術直後の近遠心断CT画像。サイナスリフト部に顆粒状のX線不透過像が認められた。

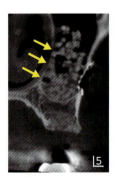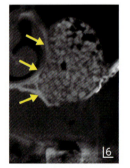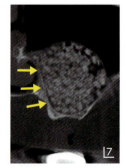

図34-d　術直後の567部頬舌CT画像。上顎洞内壁部に顆粒状のX線不透過像が認められた（矢印）。また、56部では内壁の陥凹部の上方に顆粒状のX線不透過像が存在し、内壁の表面には帯状のX線透過像を認めず、粘膜骨膜は陥凹部を超えて剥離されていると思われた。

▼患者：40歳、女性

5 上顎洞の内壁が鼻腔底方向に陥凹している場合、内側部の吸収が生じやすい

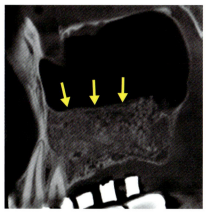

図35-a 術後10ヵ月の近遠心断CT画像。β-TCP顆粒のサイズは小さくなり、新上顎洞底部にX線不透過性のラインが認められた（矢印）。

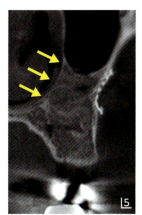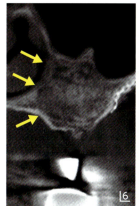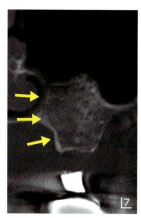

図35-b 術後10ヵ月の|567部頬舌断CT画像。サイナスリフト部に若干の目減りがみられたが、上顎洞内壁部にX線不透過像が認められた（矢印）。

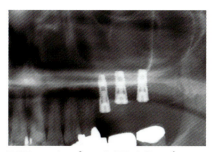

図35-c インプラント埋入直後のパノラマX線写真。サイナスリフト後1年に3本のインプラントを埋入し、十分な初期固定が獲得された。

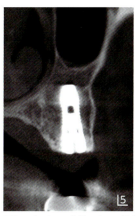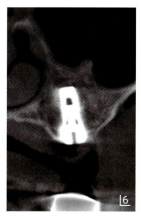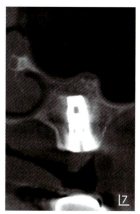

図35-d 埋入直後の|567部頬舌断CT画像。インプラントは歯槽頂から上顎洞の内壁に向かって埋入され、周囲にはX線不透過像が認められた。

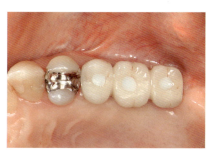

図36-a 上部構造装着時の口腔内写真。すべてのインプラントには骨結合が獲得され、スクリュー固定により上部構造を装着した。

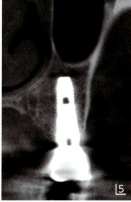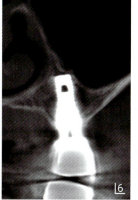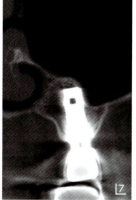

図36-b サイナスリフト後5年の|567部頬舌断CT画像。新上顎洞底の中央部に若干の目減りがみられたが、|56部における内側部の吸収は認められなかった。インプラント周囲に皮質骨様と海綿骨様のX線不透過像が認められ、β-TCP顆粒は骨に置換していると考えられた。

3章 術中の落とし穴

上顎洞の内壁が鼻腔底方向に陥凹し、隔壁が存在する症例

▼患者：40歳、女性

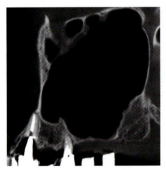

図37-a 診断時の近遠心断CT画像。上顎洞は下方に発達し、サイナスリフトが必要と考えられた。

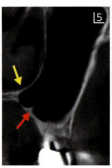

図37-b 診断時の|5 6 部頰舌CT画像。上顎洞の内壁は鼻腔底方向に陥凹し（黄矢印）、|5 部には隔壁が存在していた（赤矢印）。

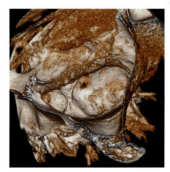

図37-c 上方から上顎洞を観察したボリュームレンダリング画像。|5 部の隔壁は2つの隔壁が癒合した形態を呈し、頂上部は鞍状であった。

＜手術準備のポイント＞

(1) 模型やCTデータでイメージトレーニングを20回以上する（図38-a）。
(2) 十分な視野を確保するために、ライト付きの拡大鏡を使用する（図38-b）。
(3) 上顎洞粘膜骨膜を確実に剥離するために、さまざまな種類の剥離子を準備する（図38-c）。

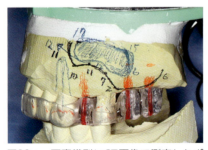

図38-a 石膏模型にCT画像で測定したポイントを記入し、上顎洞底とウィンドウをイメージする。

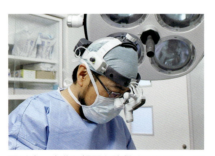

図38-b 十分な視野を確保するために、ライト付きの拡大鏡を使用する。

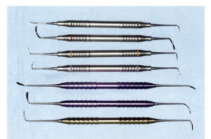

図38-c 上顎洞粘膜骨膜を確実に剥離するために、さまざまな種類の剥離子を準備する。

＜手術中のポイント＞

(1) ウィンドウの位置を考慮してフラップを挙上し、トラップドアの骨切りを行う（図39-a）。
(2) トラップドア部の骨を薄くトリミング後、鈍的に骨片を槌打し、骨片を遊離させる（図39-b）。
(3) さまざまな種類の剥離子を用いて、陥凹した内壁の上方まで上顎洞粘膜骨膜を剥離する（図39-c）。
(4) 骨補填材を確実に填入するため、テルダーミスを用いて粘膜骨膜を上方に固定する（図39-d）。
(5) 遠心部と内壁部に骨補填材を直視下で填入した後、全体的に骨補填材を填入する（図39-e）。
(6) ウィンドウ部をチタンメッシュとマイクロスクリューで強固に閉鎖する（図39-f）。

5 上顎洞の内壁が鼻腔底方向に陥凹している場合、内側部の吸収が生じやすい

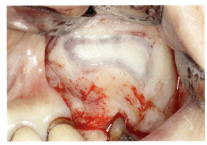
図39-a ウィンドウの位置を考慮してフラップを挙上し、トラップドアの骨切りを行った。

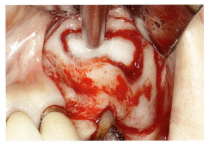
図39-b トラップドア部の骨を薄くトリミング後、鈍的に骨片を槌打し、骨片を遊離させた。

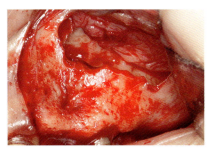
図39-c さまざまな種類の剥離子を用いて、陥凹した内壁の上方まで上顎洞粘膜骨膜を剥離した。

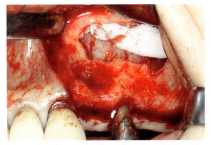
図39-d 上顎洞粘膜骨膜に裂開は生じなかったが、骨補填材を確実に填入できるように、テルダーミスを設置して粘膜骨膜を上方に固定した。

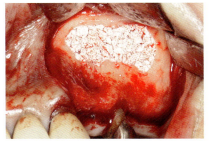
図39-e 遠心部と内壁部にβ-TCP顆粒を直視下で填入した後、全体的にβ-TCP顆粒を填入した。

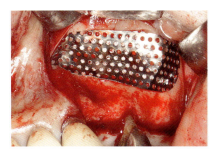
図39-f ウィンドウ部をチタンメッシュとマイクロスクリューで強固に閉鎖した。

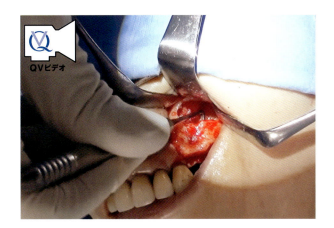
ビデオ7 上顎洞粘膜骨膜の剥離・挙上。剥離子が骨面から浮き上がらないように、骨面を触知しながら粘膜骨膜を剥離した。内壁では、骨面を削ぐようにストレートタイプの剥離子を使用し、陥凹部の上方まで粘膜骨膜を剥離した。

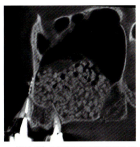
図40-a 術直後の近遠心断CT画像。サイナスリフト部には顆粒状のX線不透過像がみられ、上方にはテルダーミスと思われる帯状の陰影が認められた。

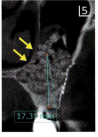
図40-b 術直後の|56部頬舌CT画像。内壁の陥凹部よりも上方に、顆粒状のX線不透過像が認められた。また、内壁と顆粒の間には帯状のX線透過像が認められなかったため、粘膜骨膜は陥凹部を超えて剥離されていると思われた。

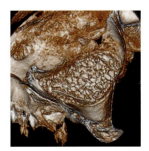
図40-c 術直後のボリュームレンダリング画像。十分な量の顆粒状物がサイナスリフト部に認められ、隔壁は確認できなかった。

上顎洞粘膜骨膜が破れたら… 6

上顎洞粘膜骨膜は紙のように薄いため、剥離子が骨面から浮き上がった状態で剥離を進めた場合、容易に粘膜骨膜の裂開が生じる。一方、上顎洞粘膜骨膜は、骨面から剥離されると収縮して分厚くなる。したがって、粘膜骨膜に裂開が生じた場合は、裂開部から離れた部位の粘膜骨膜を剥離し、粘膜骨膜の緊張を軽減させてから裂開部を剥離する。

2006年2月〜2018年3月までの期間で、当院にて270側のサイナスリフトを施行したが、57側（21.1%）に上顎洞粘膜骨膜の裂開が生じた。好発部位は、ウィンドウの上縁、ウィンドウの前方、隔壁部および上顎洞内に突出した歯根部であった。対処法として、裂開部にトラップドアの骨片あるいはコラーゲン膜（テルダーミス）を設置したが、粘膜骨膜の裂開により手術を中断した症例は認めなかった。

❶ ウィンドウの上縁

▼患者：58歳、女性

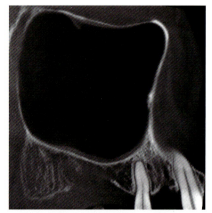 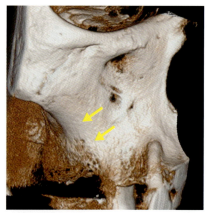 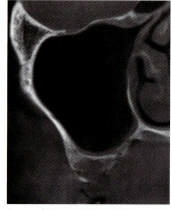

図41-a　術前の近遠心断CT画像。上顎洞は下方に発達し、サイナスリフトが必要と考えられた。

図41-b　術前のボリュームレンダリング画像。頬骨下稜は7|6部に存在し、外側に突出していた（矢印）。

図41-c　6|部の頬舌断CT画像。上顎洞前壁の骨は分厚かった。

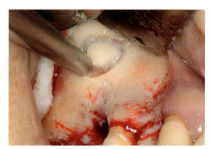 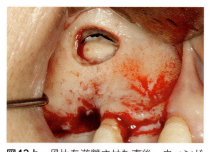 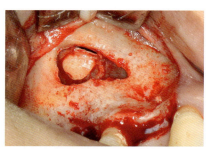

図42-a　トラップドアの骨切り後に、トラップドアを鈍的に槌打した。

図42-b　骨片を遊離させた直後、ウィンドウの上縁で上顎洞粘膜骨膜の裂開が生じた。

図42-c　裂開部から離れた部位の粘膜骨膜を徐々に剥離し、スタンツェを用いてウィンドウの前方部を拡大した。

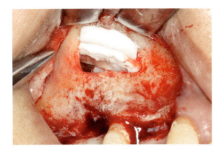
図42-d 上顎洞粘膜骨膜を十分に剥離した後、2枚のテルダーミスを裂開部に設置した。

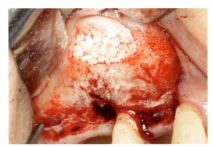
図42-e サイナスリフト部にβ-TCP顆粒を填入。

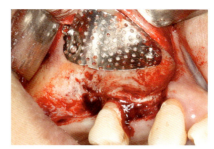
図42-f ウィンドウ部をチタンメッシュとマイクロスクリューで強固に閉鎖した。

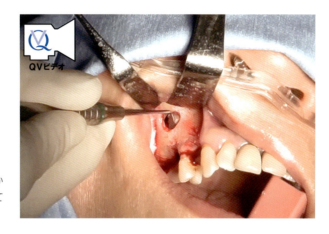
ビデオ8 粘膜骨膜の裂開部に緊張が生じないように、裂開部から離れた部位の粘膜骨膜を徐々に剥離し、スタンツェを用いてウィンドウの前方部を拡大した。

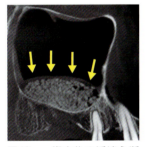
図43-a 術直後の近遠心断CT画像。サイナスリフト部に顆粒状のX線不透過像が認められ、上方にはテルダーミスと思われる帯状の陰影が認められた(矢印)。

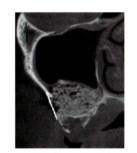
図43-b 6|部の頬舌断CT画像。ウィンドウ部に骨欠損がみられ、チタンメッシュと思われるX線不透過像が認められた。

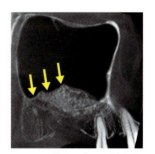
図43-c 術後1年の近遠心断CT画像。顆粒は一部で癒合し、サイナスリフト部の後方にX線不透過性のラインが認められた(矢印)。

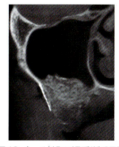
図43-d 6|部の頬舌断CT画像。チタンメッシュの内側にX線不透過性のラインが認められ、β-TCP顆粒は骨に置換していると考えられた。

> **POINT**
>
> **上顎洞前壁の骨が分厚い場合や、頬骨下陵が外側に突出している症例では、上顎洞粘膜骨膜の裂開がウィンドウの上縁部に生じやすい理由は？**
>
> 通常のサイナスリフトでは、トラップドアの骨切り後に骨片を内側に遊離させ、二次的に剥離された粘膜骨膜から剥離を開始する(図44-a〜c)。しかし、本症例のように前壁の骨が分厚く、頬骨下陵が外側に突出している場合は、トラップドア上縁の移動距離は下縁よりも大きくなる。したがって、無理にトラップドアを内側に移動させると、ウィンドウの上縁で粘膜骨膜が裂開する(図44d、e)。

3章 術中の落とし穴

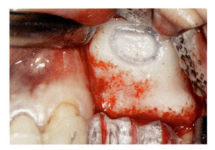

図44-a ダイヤモンドのラウンドバーを用いてトラップドアの骨切りを行った。上顎洞粘膜骨膜が透けて観察された。

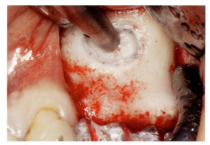

図44-b トラップドア部を鈍的に槌打し、骨片を内側に遊離させると、ウィンドウ周囲の上顎洞粘膜骨膜は二次的に若干剥離された。

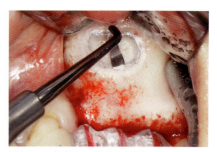

図44-c 骨壁と二次的に剥離された上顎洞粘膜骨膜との間に剥離子を挿入し、ウィンドウ周囲から粘膜骨膜の剥離を進めた。

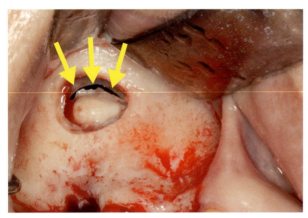

図44-d 上顎洞粘膜骨膜の裂開がウィンドウの上縁部に生じやすいのはなぜだろうか？（黄矢印）。

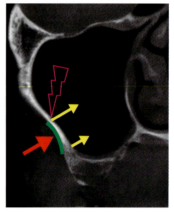

図44-e トラップドアを内側に移動させた場合、骨片の移動距離は、上縁のほうが下縁よりも大きいため（黄矢印）、上縁部で粘膜骨膜の裂開が生じやすい（ピンク線）。

POINT 上顎洞前壁の骨が分厚い場合は、ウィンドウ部の骨を全体的に薄くトリミングする

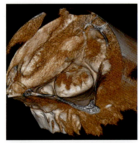

図45-a 術前のボリュームレンダリング画像。4̲部に隔壁が存在し、上顎洞前壁の骨は分厚かった。

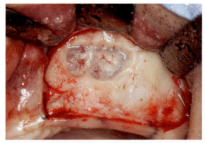

図45-b ダイヤモンドのラウンドバーを用いて、ウィンドウ部の骨を全体的に薄くトリミングした。

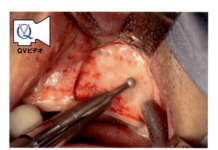

ビデオ9 トラップドア部の骨を全体的に薄くトリミングし、トラップドアを鈍的に槌打後に、上顎洞粘膜骨膜を剥離・挙上した。

❷ ウィンドウの前方部

▼患者：53歳、女性

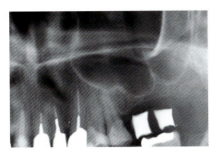

図46-a 術前のパノラマX線写真。|6 部では上顎洞が下方に発達し、サイナスリフトが必要と思われた。

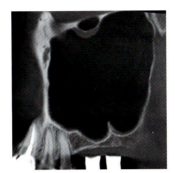

図46-b 術前の近遠心断CT画像。上顎洞の前方は|4 部に位置し、|7 部に隔壁が認められた。患者は|6 のみのインプラント治療を希望した。

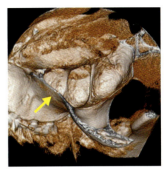

図46-c 前上方から上顎洞を観察したボリュームレンダリング画像。矢印方向から上顎洞内にアプローチすると、上顎洞粘膜骨膜を剥離・挙上しやすいと考えられた。

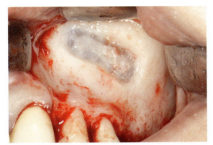

図47-a 縦切開を|3 遠心部に入れ、粘膜骨膜弁を作製した。|45 部の上顎洞前壁の骨は分厚かったため、ダイヤモンドのラウンドバーでウィンドウを作製したが、トラップドア部の骨も薄くトリミングした。

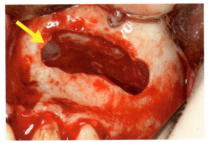

図47-b 内壁を含めて上顎洞粘膜骨膜を十分に挙上したが、ウィンドウの前方部に存在したアンダーカット部で、上顎洞粘膜骨膜に裂開が生じた（矢印）。

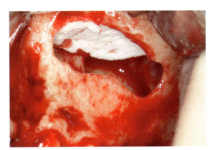

図47-c 粘膜骨膜の裂開部にテルダーミスを設置した。

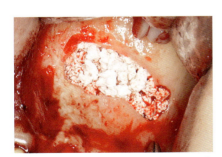

図47-d サイナスリフト部にβ-TCP顆粒を填入し、ウィンドウ部をチタンメッシュとマイクロスクリューで閉鎖した。

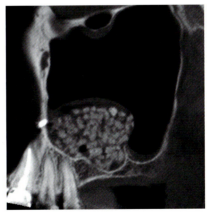

図47-e 術直後のCT画像。サイナスリフト部に顆粒状のX線不透過像がみられ、上方にはテルダーミスの陰影が認められた。

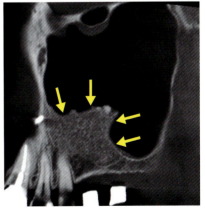

図47-f 術後9ヵ月のCT画像。顆粒のサイズは小さくなり、新生上顎洞底部にはX線不透過性のラインが出現し（矢印）、β-TCP顆粒は骨に置換しつつあると思われた。

❸ 隔壁部

▼患者：44歳、女性

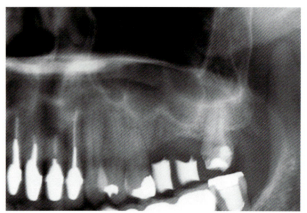

図48-a　術前のパノラマX線写真。|67 部で上顎洞が下方に発達し、サイナスリフトが必要と思われた。

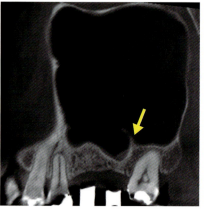

図48-b　|7 遠心部に隔壁が認められ、隔壁の上方は近心側に湾曲していた（矢印）。|7 部にインプラントを埋入するためには、隔壁を超えてサイナスリフトが必要と考えられた。

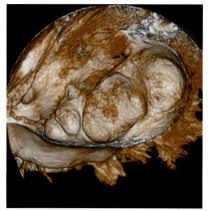

図48-c　上方から上顎洞を観察したボリュームレンダリング画像。合計3つの隔壁が存在していた。

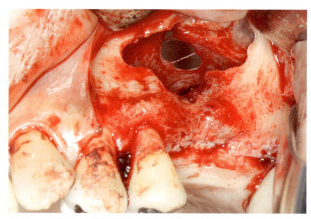

図49-a　慎重に上顎洞粘膜骨膜を剥離・挙上したが、|7 遠心部隔壁の頂上部で粘膜骨膜の裂開が生じた。

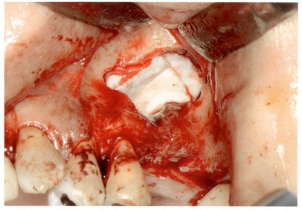

図49-b　裂開部にテルダーミスを2枚設置し、粘膜骨膜が鼻呼吸と同期して動くことを確認した。

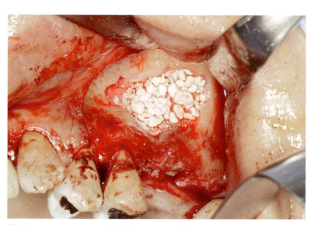

図49-c　サイナスリフト部にβ-TCP顆粒を填入した。

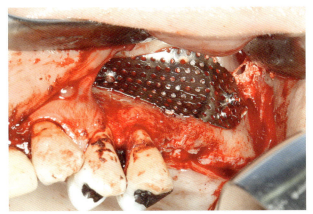

図49-d ウィンドウ部をチタンメッシュとマイクロスクリューで強固に閉鎖した。

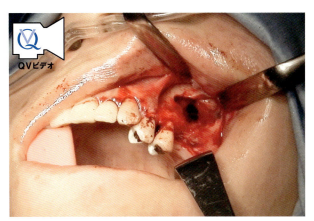

ビデオ10 裂開部にテルダーミスを2枚設置し、粘膜骨膜が鼻呼吸と同期して動くことを確認した。

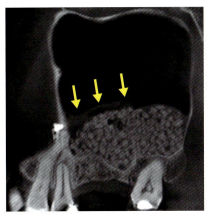

図50-a 術直後の近遠心断CT画像。サイナスリフト部に顆粒状のX線不透過像がみられ、上方にはテルダーミスの陰影が認められた（矢印）。

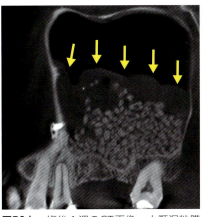

図50-b 術後1週のCT画像。上顎洞粘膜は腫脹し（矢印）、顆粒状のX線不透過像は移動していたが、上顎洞内への迷入は認められなかった。

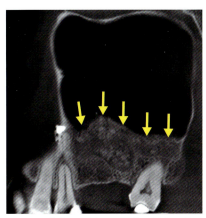

図50-c 術後9ヵ月のCT画像。顆粒のサイズは小さくなり、新生上顎洞底部にはX線不透過性のラインが出現し（矢印）、β-TCP顆粒は骨に置換しつつあると思われた。

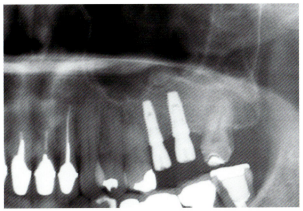

図51-a 紹介医にて2本のインプラントが埋入され、二次手術後のパノラマX線写真。インプラント周囲にはX線不透過像が認められた。

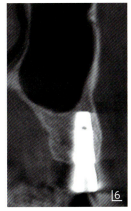
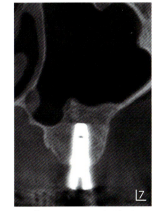

図51-b |6 7| 部頬舌断CT画像。インプラント周囲に皮質骨様と海綿骨様のX線不透過像が存在し、β-TCP顆粒は骨に置換していると考えられた。

3章 術中の落とし穴

❹ 上顎洞内に突出している歯根部

▼患者：50歳、男性

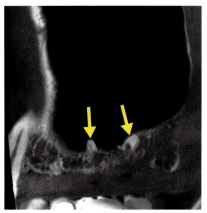

図52-a 術前の近遠心断CT画像。|67部に残根がみられたが（矢印）、上顎洞粘膜の腫脹は認めなかった。

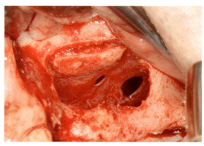

図52-b 上顎洞粘膜骨膜を慎重に剥離したが、根面に一致した範囲で粘膜骨膜の裂開が生じた。

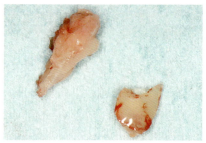

図52-c 上顎洞側から残根を抜去した。根の表面には骨膜が存在せず、脆弱な粘膜固有層と線毛上皮のみであったことが裂開の原因と考えられた。

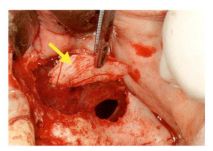

図52-d トラップドアの骨片を剥離して採取した（矢印）。

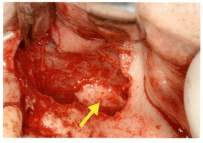

図52-e 採取した骨片を裂開部に設置した（矢印）。

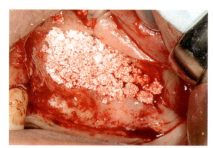

図52-f サイナスリフト部にβ-TCP顆粒を填入した。

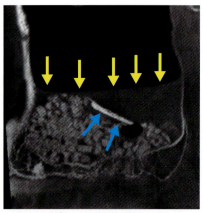

図53-a 術直後の近遠心断CT画像。サイナスリフト部の上方に、設置した骨片と思われる板状のX線不透過像が認められた（青矢印）。さらに、上方には水平線状の陰影が存在し（黄矢印）、裂開部から上顎洞に流れ込んだ生理食塩液と血液が貯留していると考えられた。

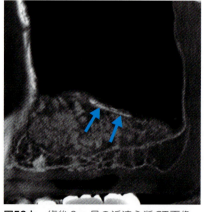

図53-b 術後3ヵ月の近遠心断CT画像。水平線様の陰影は消失し、顆粒のサイズは小さくなり、板状のX線不透過像は不鮮明になっていた（矢印）。

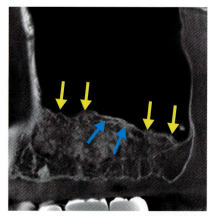

図53-c 術後9ヵ月の近遠心断CT画像。新生上顎洞底部にX線不透過性のラインが出現し（黄矢印）、板状のX線不透過像は不明瞭になり、新生上顎洞底と癒合していた（青矢印）。

6 上顎洞粘膜骨膜が破れたら…

> **POINT** 上顎洞粘膜骨膜の裂開は必ず目視で確認する
>
> 剥離した上顎洞粘膜骨膜が鼻呼吸と同期して動いていても、粘膜骨膜に裂開が生じている場合がある。粘膜骨膜の動きは、裂開がないことの指標にはならない。したがって、目視で裂開の有無を精査すべきで、特に前方部のアンダーカット部はミラーを用いて確認する（**図54-a～f**）。

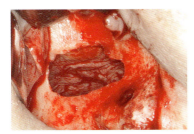

図54-a 上顎洞粘膜骨膜を剥離・挙上したが、粘膜骨膜は鼻呼吸と同期して動いていた。

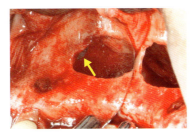

図54-b 写真撮影用のミラーでは、粘膜骨膜に生じた裂開が確認された（矢印）。

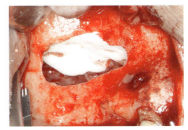

図54-c 粘膜骨膜の裂開部にテルダーミスを設置。

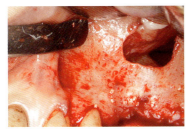

図54-d 上顎洞粘膜骨膜を剥離・挙上したが、粘膜骨膜は鼻呼吸と同期して動いていた。

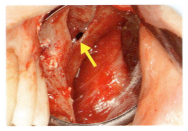

図54-e デンタルミラーで前方部を観察すると、粘膜骨膜に生じた裂開が確認された（矢印）。

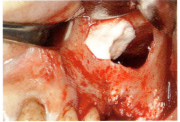

図54-f 粘膜骨膜の裂開部にテルダーミスを設置した。

▼患者：64歳、男性

図55-a 術前の近遠心断CT画像。上顎洞底が 67̲ 部で下方に発達し、サイナスリフトが必要と思われた。

図55-b 6̲ 部頬舌断CT画像。歯槽骨高径は1mm程度で、上顎洞前壁の骨は薄いと考えられた。

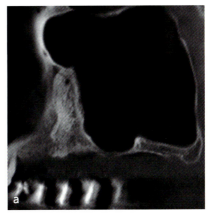
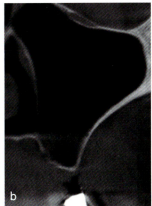

093

3章 術中の落とし穴

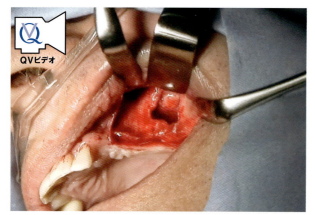

ビデオ11 上顎洞粘膜骨膜を剥離・挙上したが、粘膜骨膜は鼻呼吸と同期して動いていた。しかし、ほぼ中央部に直径4mmの裂開が認められたため、2枚のテルダーミスを裂開部に設置した。

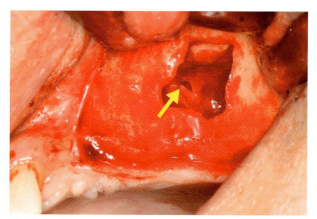

図56-a 剥離された上顎洞粘膜骨膜の中央部に4mmの裂開が認められた。

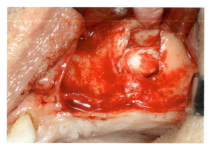

図56-b 粘膜骨膜の裂開部に、2枚のテルダーミスを設置した。

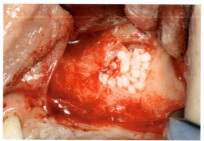

図56-c 設置したテルダーミスがズレないように配慮しながら、サイナスリフト部にβ-TCP顆粒を填入した。

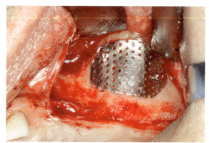

図56-d チタンメッシュとマイクロスクリューを用いてウィンドウ部を強固に閉鎖した。

図57-a 術直後の近遠心断CT画像。サイナスリフト部に顆粒状のX線不透過像が認められた。また、上方には水平線状の陰影が認められ（矢印）、裂開部から血液や生理食塩液が上顎洞内に流入したと思われた。

図57-b 術後9ヵ月のCT画像。サイナスリフト部の上方（矢印）以外の顆粒は消失してX線不透過像となり、β-TCP顆粒は骨に置換しつつあると考えられた。

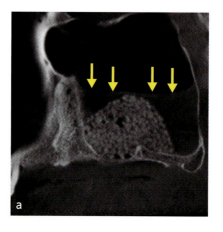
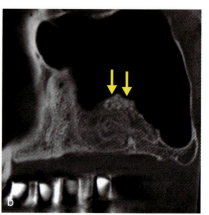

POINT
上顎洞粘膜骨膜に裂開が生じた場合、術直後のCT画像で水平線状の陰影が認められる。水平線状の陰影は、裂開部から血液や生理食塩液が上顎洞内に流入して生じる。したがって、「術後2～3日間は溜まった血液が自然口を介して鼻腔から流れ出る」ことを患者に説明しておく必要がある。

7 サイナスリフトとインプラントの同時埋入は安全か？

　サイナスリフトと同時にインプラントを埋入すれば、治療期間は短縮される。しかし、インプラントに骨結合が得られなければ、治療期間は長期化し、患者からの信頼も失う可能性がある。筆者は、残存歯槽骨の骨高径が何mm存在するかではなく、インプラントの初期固定が得られるか否かが重要と考えている。

▼患者：70歳、女性
　765┃欠損に対するインプラント治療を希望し、紹介され来院した。

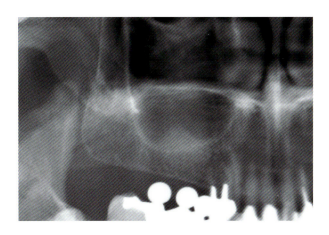

図58-a　術前のパノラマX線写真。765┃は欠損し、上顎洞底は下方に発達していた。

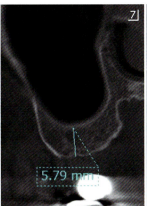
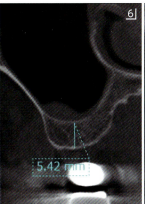
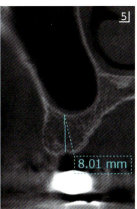

図58-b　頬舌断CT画像。歯槽骨高径は、5┃部で8 mm、76┃部で5〜6 mmであった。歯槽骨高径が5 mm以上であったため、サイナスリフトとインプラントの埋入を同時に行う治療計画を立てた。一方、歯槽頂の皮質骨は薄く、海綿質骨梁は粗であったため、骨質は軟らかいと考えられた。

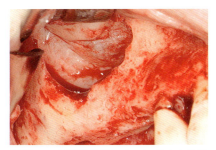

図59-a　上顎洞前壁にウィンドウを作製し、上顎洞粘膜骨膜を剥離・挙上した。

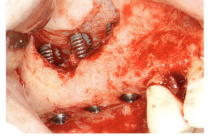

図59-b　5┃部インプラントには十分な初期固定が得られたが、76┃部のインプラントはカバースクリュー装着時に回転し、初期固定が不良であった。

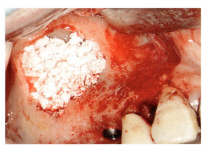

図59-c　初期固定に寄与することを期待して、サイナスリフト部とインプラント周囲にβ-TCP顆粒を緊密に填入した。

095

3章 術中の落とし穴

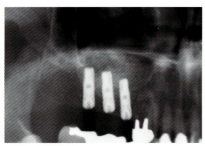

図60-a　術直後のパノラマX線写真。3本のインプラントが埋入され、周囲にはX線不透過像が認められた。

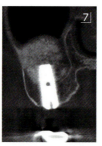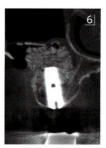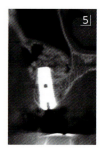

図60-b　同頬舌断CT画像。インプラントの周囲に顆粒状のX線不透過像が認められ、上顎洞底も十分に挙上されたと思われた。術後の経過は良好で、創の哆開や感染などの症状はまったく認められなかった。

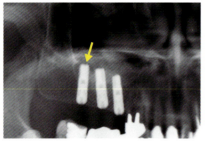

図61-a　術後1年のパノラマX線写真。サイナスリフト部にX線不透過像が認められたが、7⏌部のインプラントが遠心に傾斜していた（矢印）。

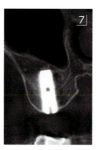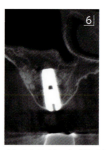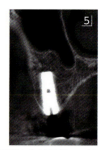

図61-b　同頬舌断CT画像。サイナスリフト部には皮質骨様と海綿骨様のX線不透過像が認められ、β-TCP顆粒は骨に置換しつつあると思われた。また、インプラントの表面にX線透過像は存在していなかった。

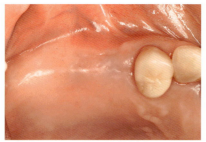

図62-a　二次手術時の口腔内写真。765⏌部歯肉に発赤や腫脹は認められなかった

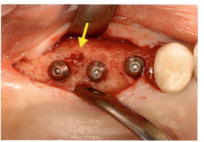

図62-b　カバースクリューを露出させると、7⏌部インプラントの近心部に若干の骨吸収が認められた

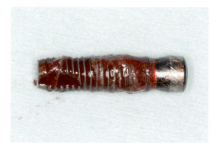

図62-c　ヒーリングアバットメントを介して骨結合を確認したが、7⏌部インプラントに動揺が認められたため、同インプラントを抜去。インプラント表面に軟組織が付着していた。

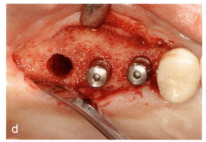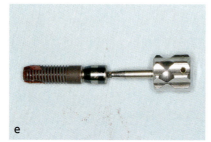

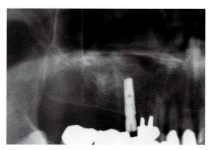

図62-d、e　65⏌部のインプラントには動揺がなかったため、縫合を開始した。しかし、6⏌部インプラントの初期固定は不良であったことを考慮し、ヒーリングアバットメントを介して同インプラントに側方向の負荷をかけた。結果として、6⏌部インプラントにも動揺が生じたため抜去した。抜去した6⏌部のインプラント(e)の表面には軟組織が付着していなかった。

図62-f　二次手術直後のパノラマX線写真。76⏌部のインプラントは抜去され、5⏌部のみ残存していた。

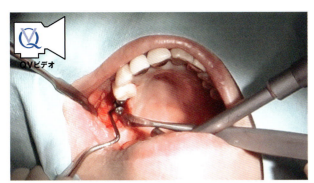

ビデオ12 7|部のインプラントは、ヒーリングアバットメントの連結時に動揺が認められたため抜去した。6|部のインプラントは、側方向の負荷により動揺が生じたため抜去。76|部の埋入窩には硬組織が存在し、上顎洞内への交通は認められなかった。

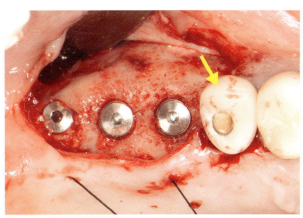

図63-a 5|部のインプラントに暫間補綴装置を装着し(矢印)、二次手術後5ヵ月に3本のインプラントを追加埋入した。

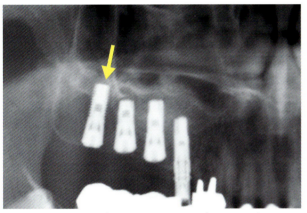

図63-b 埋入直後のパノラマX線写真。76|部のインプラントには初期固定が得られたが、上顎結節部では骨質が非常に軟らかかったため初期固定が得られなかった(矢印)。

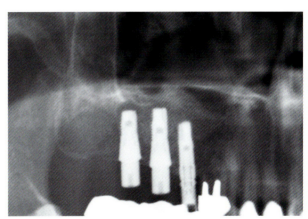

図63-c 二次手術直後のパノラマX線写真。上顎結節部のインプラントには骨結合が獲得されなかったため抜去した。

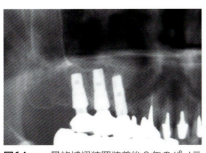

図64-a 最終補綴装置装着後9年のパノラマX線写真。インプラント周囲にX線不透過像が認められ、経過良好と考えられた。

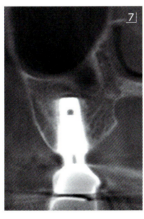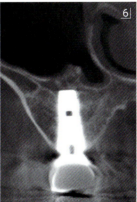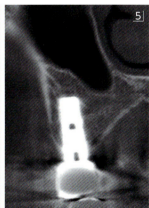

図64-b インプラント周囲に皮質骨様と海綿骨様のX線不透過像が認められ、β-TCP顆粒は骨に置換していると思われた。

疑問① 初回に埋入された 7| 部インプラントは、なぜ位置が変化したのか？

初回のインプラント埋入において、埋入直後と1年後のパノラマX線写真を比較すると、7| 部インプラントの位置が変化していた（**図60-a、図61-a**）。また、同時期の近遠心断CT画像でも、明らかに 7| 部インプラントの位置は変化していた（**図65-a**）。当時の筆者は気付いていなかったが、サイナスリフト後1週に上顎洞粘膜は腫脹し、填入した顆粒状の人工骨は移動する（**図65-b**）。本症例では、7| 部インプラントには十分な初期固定が得られなかったため、上顎洞粘膜の腫脹による人工骨の移動によって、インプラントの位置が変化したと考えられた。

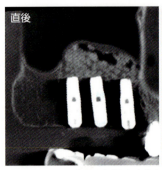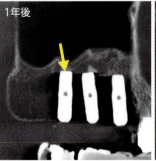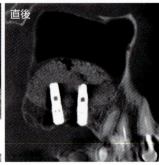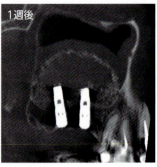

図65-a インプラント埋入直後と1年後の近遠心断CT画像。7| 部インプラントの位置は変化していた（矢印）。

図65-b サイナスリフト直後と1週後の近遠心断CT画像（別症例）。上顎洞粘膜は術後1週に腫脹し、顆粒状の人工骨は移動していた。

疑問② 初回に埋入された 6| 部インプラントは、なぜ水平的な負荷で動いたのか？

初回の二次手術において、ヒーリングアバットメントの連結時は、6| 部インプラントに動揺は認められなかった。しかし、水平的な負荷によって徐々に動揺が生じたのは、母骨でのみ骨結合が獲得され、サイナスリフト部では骨結合が獲得されていなかったと考えられた（**図65-c**）。つまり、母骨の骨質が軟らかかったため、5mm程度の骨結合は水平的な負荷に耐え切れず、骨結合が破壊されたと思われた。サイナスリフト部で骨結合が獲得されなかった理由の1つとして、十分な初期固定が得られなかったことが挙げられる。

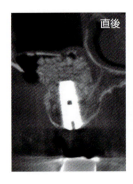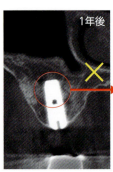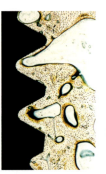

図65-c 上顎洞底を超えたインプラントの表面において、設置されたβ-TCP顆粒と骨結合が獲得されなかったと思われた（赤丸）。

> **POINT**
> サイナスリフトと同時にインプラントを埋入する場合、初期固定が得られなければインプラントの埋入を断念し、二期的にインプラントを埋入するほうが無難である。

ソケットリフトの落とし穴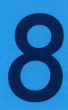

　ソケットリフトはサイナスリフトと比較して手術侵襲が小さいため、手軽にできる手術と誤解されることが多い。しかし、ソケットリフトは盲目的な手術であるため、上顎洞の解剖と生理を熟知していることが絶対条件で、繊細な手技が必要である。したがって、サイナスリフトの手術経験がなく、実際に上顎洞粘膜骨膜を剥離したことがなければ、ソケットリフトをするべきではないと筆者は考えている。

1 三次元的に正確なドリリングが不可欠

　ソケットリフトのドリリングでは、上顎洞底の皮質骨を1mm程度残存させて終了する。次に、残存させた上顎洞底の骨を円筒形のオステオトームで骨折させ、骨片を介して上顎洞粘膜骨膜を剥離する。したがって、ドリリングの方向が上顎洞底の接線方向に対して垂直であることがポイントで、インプラントの埋入方向をCT画像で確認する必要がある（図66-a）。

　万が一、埋入方向が上顎洞底の接線方向に対して垂直でない症例や、誤った方向にドリリングを行った場合、上顎洞底を骨折させることが困難となり、インプラントを埋入できない状況に陥る可能性がある（図66-b）。

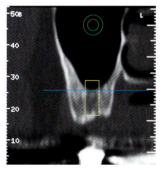

図66-a　インプラントの埋入方向が上顎洞底の接線方向（青線）に垂直であれば、ソケットリフトを行いやすい。

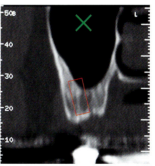

図66-b　ドリリングが頬側あるいは舌側にズレた場合、上顎洞底を骨折させることが困難となり、インプラントの埋入も不可能になる。

2 上顎洞粘膜骨膜の穿孔を必ず確認する

　ソケットリフトにおいて、上顎洞底の皮質骨を円筒形のオステオトームで骨折させる時、上顎洞粘膜骨膜を穿孔する場合がある。万が一、上顎洞粘膜骨膜の穿孔に気付かずにインプラントを埋入した場合、インプラントの尖端は上顎洞内に突出し、術後感染や上顎洞炎を生じる可能性がある。術中に上顎洞粘膜骨膜の穿孔を確認する方法には、以下の3通りがある。

(1)デプスゲージで骨片を上下させ、上顎洞粘膜骨膜の弾性で骨片が押し返されるか否かを確認する

　尖端が平坦なデプスゲージを骨折させた骨片に接触させ、骨片を上下運動させる。粘膜骨膜に穿孔がなければ、骨片が粘膜骨膜の弾性で押し返される（図67-a～c）。一方、上顎洞粘膜骨膜に穿孔が生じている場合は、デプスゲージが所定の深さ以上に抵抗なく挿入されてしまう。

3章 術中の落とし穴

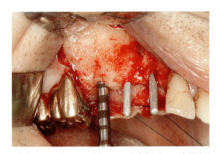

図67-a オステオトームを挿入し、上顎洞底の骨を骨折させた。

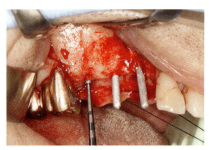

図67-b 尖端が平坦なデプスゲージを挿入した。

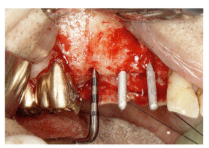

図67-c デプスゲージを骨片に接触させ、骨片を上下に動かし、上顎洞粘膜骨膜の弾性を確認した。

⑵鼻腔を指で閉鎖後、鼻から空気を出すように指示し、形成窩から空気が漏れるか否かを確認する

　上顎洞と口腔内の交通を確認する方法として一般的に行われている。しかし、上顎洞内が陽圧になることによって、穿孔した上顎洞粘膜骨膜と骨片が弁のように復位する可能性がある。復位した粘膜骨膜と骨片で穿孔部が閉鎖された場合、口腔内に空気は漏れないため、誤診する場合がある（図68-a〜c）。

⑶ 口唇を閉鎖後、頬部を膨らませるように指示し、鼻腔に空気が漏れるか否かを確認する

　上顎洞粘膜骨膜の穿孔が小さい場合でも、口腔内を陽圧にすることによって空気が鼻腔に漏れるため、確実性が高い診断法と思われる（図68-a、b、d）。しかし、口腔内の圧力が高すぎると、手術創から空気が組織内に入り、気腫を生じる可能性があるため注意が必要である。

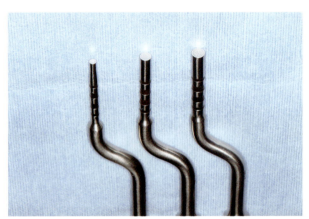

図68-a ソケットリフト専用のオステオトーム。インプラントの直径によってサイズを選択する。

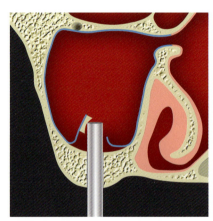

図68-b 上顎洞粘膜骨膜に穿孔が生じたイメージ。

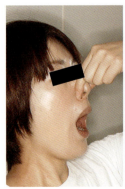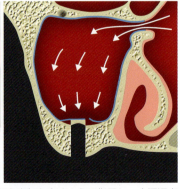

図68-c 鼻をつまんで鼻から空気を出すように指示し、上顎洞内を陽圧にする。穿孔した上顎洞粘膜骨膜と骨片が復位した場合、口腔内に空気が漏れず、穿孔が存在しないと誤診する。

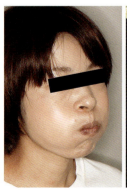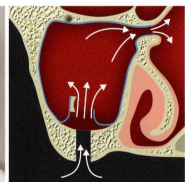

図68-d 口唇を閉じて頬部を膨らませるように指示し、口腔内を陽圧にする。たとえ小さな穿孔が存在しても、空気が口腔内から上顎洞内に漏れて、頬部の膨らみを維持できない。

ソケットリフトの術後CT画像では、インプラントの尖端が上顎洞に突出しているように見えることがある。やはり、CT画像を用いた診断にも限界があり、金属に隣接する部位に骨が存在しているか否かを評価することが困難な場合がある。

▼患者：37歳、女性

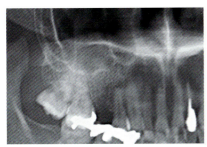

図69-a　術前のパノラマX線写真。5|が欠損し、上顎洞底は若干下方に位置していた。

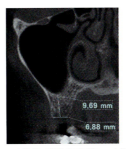

図69-b　5|部頰舌断CT画像。上顎洞底は頰側で下方に発達し、歯槽骨高径は9mmであった。

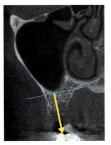

図69-c　歯槽頂から対合歯の機能咬頭に向かう埋入方向（黄矢印）は、上顎洞底の接線方向（青線）とほぼ直交していた。

図70-a　診断用ステントを装着した状態で石膏模型にドリリングを行い、形成窩に金属棒を植立した。

図70-b　咬合時、金属棒は対合歯の機能咬頭に向かっていた。

図70-c　金属棒と隣在歯との位置関係で、金属棒の三次元的な方向をイメージした。

ビデオ13　診断用ステントを装着し、ステントを参考にドリリングを行った。上顎洞底の骨を1mm程度残存させることによって、オステオトームで残存させた骨を骨折させた。デプスゲージを用いて骨片を上下させることによって、上顎洞粘膜骨膜の裂開がないことを確認した。追加のドリリングを行った後、インプラントを埋入した。

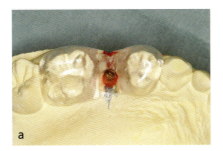
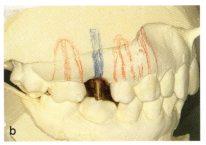
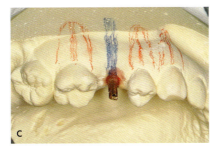
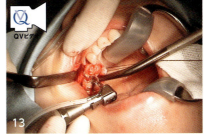

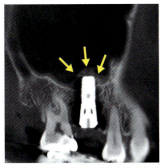

図71-a　術直後の近遠心断CT画像。インプラントの尖端部に陰影が認められた（矢印）が、ソケットリフト部に貯留した血液と思われた。

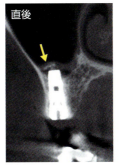

図71-b　術直後の頰舌断CT画像。インプラントの上方に板状のX線不透過像が認められ（矢印）、骨折させた骨片と考えられた。

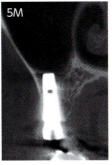

図71-c　術後5ヵ月の頰舌断CT画像。板状のX線不透過像は消失していた。

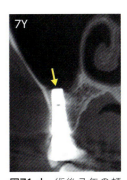

図71-d　術後7年の頰舌断CT画像。インプラント周囲にX線不透過像がみられたが、最尖端部にX線不透過像や上顎洞粘膜の腫脹は認めなかった（矢印）。

3章 術中の落とし穴

　本症例では、術後7年目より右側顔面痛の症状が生じ、病院口腔外科や脳神経外科を受診していたが、明らかな原因は不明とのことであった。患者はインプラントの抜去を強く希望したため、術後8年目にインプラントを抜去した。

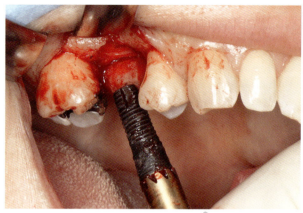

図72-a フィクスチャーリムーバーキット®(フォレストワン)を用いて、インプラントを抜去した。

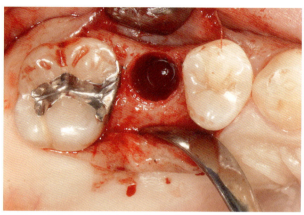

図72-b 埋入窩の尖端部には硬組織が存在し、上顎洞との交通は認めなかった。

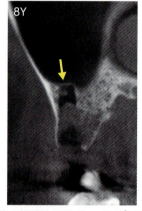

図72-c 抜去直後の頬舌断CT画像。インプラントの最尖端部には一層のX線不透過像が認められ(矢印)、インプラントは上顎洞内に突出していないと考えられた。

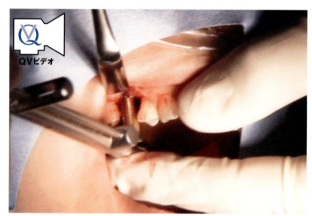

ビデオ14 インプラントにフィクスチャーリムーバーキット®を連結し、時計反対周りに回転させ、骨結合を破壊した。インプラントを抜去後、埋入窩にゾンデを挿入したが、最先端部に硬組織を触知した。患者に頬部を膨らませるように指導したが、指で頬部を圧迫しても膨らみは維持されたため、口腔と上顎洞の交通は認められないと判断した。

> **POINT**
> 　本症例では、インプラントの抜去という不幸な転帰になったが、多くを学ぶことができた。特に、CT画像でインプラントの尖端部が上顎洞に突出しているようにみえたが(**図71-d**)、実際には一層の骨が存在していた(**図72-c**)。サイナスフロアエレベーションでは、含気化により同様のCT画像に遭遇する症例が多い。万が一、インプラントが上顎洞内に突出している場合は、周囲の上顎洞粘膜が腫脹する可能性がある。したがって、上顎洞粘膜に腫脹がなければ、経過観察でも良いと考えられた。

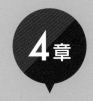

術後CTで判明した新事実

1. 上顎洞粘膜は術後1週に爆発する!?
2. 術後1週に生じる上顎洞粘膜腫脹の問題点とは？
3. 術後の上顎洞粘膜腫脹によってウィンドウ部から骨補填材が溢出する
4. ウィンドウ部を完全に閉鎖しても骨補填材が溢出する!?
5. 骨補填材が溢出する問題は目減りだけではない
6. 骨補填材の溢出を予防する方法
7. ソケットリフトでも術後1週に上顎洞粘膜の腫脹が生じる
8. ソケットリフト後、インプラントが自然に上顎洞に迷入する!?
9. β-TCP顆粒を用いたサイナスリフトの術後CT画像で判明した、さまざまな生体の反応
10. β-TCP顆粒が骨に置換するスピードには個人差がある

上顎洞粘膜は術後1週に爆発する!?

　246側のサイナスリフトにおいて、術後1週の近遠心断CT画像では、上顎洞粘膜は100％腫脹していた。CT画像で上顎洞粘膜の腫脹を初めて見た時、術後感染が生じていると筆者は勘違いした。しかし、術後1週では、患者の顔面腫脹と疼痛は消退し、術後感染を思わせる臨床症状は認められなかった。したがって、サイナスリフトの術後1週に生じる上顎洞粘膜腫脹は、上顎洞粘膜骨膜の剥離という外科的侵襲に対する生体の反応と考えられた。

　サイナスリフトの術後経過をCT画像で検討した、202例（246側）の概要を以下に示す。
1．性別：男性74例、女性128例
2．年齢：22〜78歳、平均53.7歳
3．部位（246側）：右側82例、左側76例、両側44例
4．骨補填材：β-TCP245側、Bio-Oss 1側
5．喫煙者：42例（20.8％）

▼患者：41歳、女性
　骨補填材としてβ-TCP顆粒を用いて、左側のサイナスリフトを施行した。

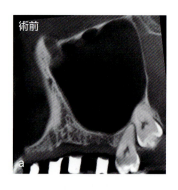
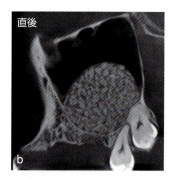

図1-a　術前の近遠心断CT画像。上顎洞底は下方に発達し、上顎洞粘膜の腫脹は認められなかった。

図1-b　術直後のCT画像。サイナスリフト部に顆粒状のX線不透過像が認められた。

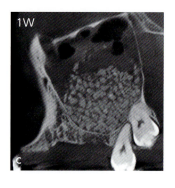
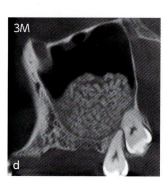

図1-c　術後1週のCT画像。上顎洞粘膜は著明に腫脹し、上層の顆粒状のX線不透過像は上方に移動していた。

図1-d　術後3ヵ月のCT画像。上顎洞粘膜の腫脹は消退し、移動した顆粒状のX線不透過像は元の位置に復位していた。

　本症例のように、サイナスリフト後1週の近遠心断CT画像では、上顎洞粘膜は腫脹していた。一方、上顎洞粘膜腫脹の程度は症例によってさまざまであったため、以下のように上顎洞粘膜腫脹の程度を3つに分類した。
タイプ1：上顎洞粘膜の腫脹は、残存上顎洞の1/3未満（軽度の腫脹）
タイプ2：上顎洞粘膜の腫脹は、残存上顎洞の1/3〜2/3未満（中等度の腫脹）
タイプ3：上顎洞粘膜の腫脹は、残存上顎洞の2/3以上（著明な腫脹）

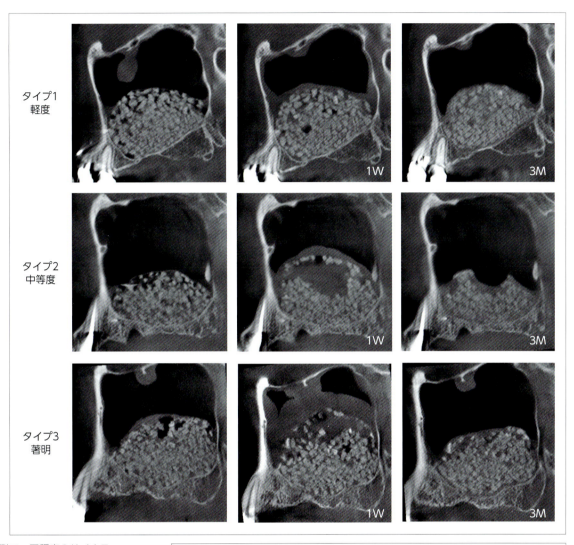

図2 同じ左側で、同程度のサイナスリフトを施行した代表症例。いずれの症例も、術後3ヵ月の近遠心断CT画像では、上顎洞粘膜の腫脹は自然に消退していた。したがって、サイナスリフト後1週に生じる上顎洞粘膜腫脹は、外科的侵襲に対する一過性の腫脹と考えられた。

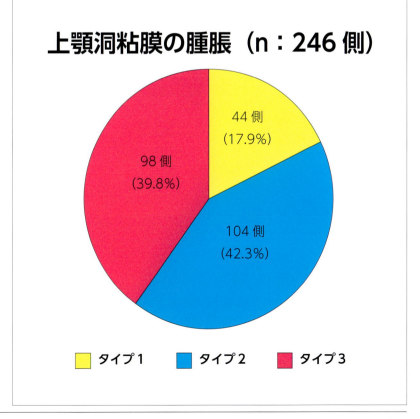

図3 次に、246側の術後1週のCT画像を観察し、各タイプの発生頻度を調べた。タイプ1は44側（17.9％）、タイプ2は104側（42.3％）、およびタイプ3は98側（39.8％）であった。したがって、サイナスリフト症例の約80％では、上顎洞粘膜が残存上顎洞の1/3以上の範囲で腫脹すると考えられた。

2 術後1週に生じる上顎洞粘膜腫脹の問題点とは？

　術後1週のCT画像で上顎洞粘膜が腫脹していても、患者には自覚症状がなく、ほとんどの症例ではまったく問題なく経過すると思われる。しかし筆者は、術後1週に生じた上顎洞粘膜腫脹が原因で、十分な量の骨が形成されなかった症例を経験した。

▼患者：52歳、女性

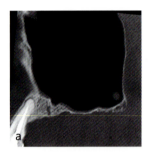
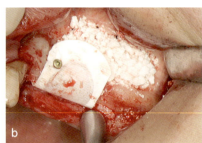

図4-a　術前の近遠心断CT画像。上顎洞底は下方に発達し、サイナスリフトが必要と診断した。

図4-b　β-TCP顆粒を用いたサイナスリフトと|45部のGBRを同時に施行したが、遮断膜でウィンドウ部を完全には被覆せず、減張切開後に創を閉鎖した。

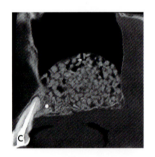
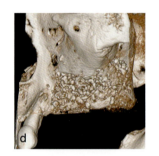

図4-c　術直後の近遠心断CT画像。サイナスリフト部には、顆粒状のX線不透過像が認められた。

図4-d　同ボリュームレンダリング画像。ウィンドウ部に顆粒状物が認められた。

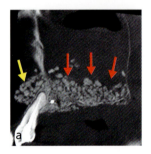
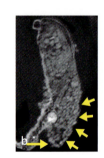

図5-a　術後1週の近遠心断CT画像。上顎洞粘膜は著明に腫脹し、|567部で上方1/2の顆粒状X線不透過像は消失し（赤矢印）、|3の近心部に顆粒状のX線不透過像が認められた（黄矢印）。

図5-b　同水平断CT画像。顆粒状のX線不透過像が、|3近心から|6部の頬側に認められた（矢印）。

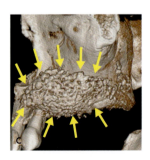
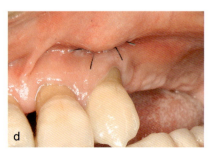

図5-c　同ボリュームレンダリング画像。|3近心から|6部の頬側に顆粒状物が認められた（矢印）。

図5-d　術後1週では顔面の腫脹と疼痛は消退していたため、縦切開部以外の抜糸を行ったが、術後12日目の口腔内写真では|2-6部の頬側粘膜に腫脹が認められ、粘膜直下に顆粒状の硬固物を触知した。

　以上の所見から、術後に生じたタイプ3の上顎洞粘膜腫脹により、サイナスリフト部に填入されたβ-TCP顆粒が、ウィンドウ部を介して頬側に溢出したと考えられた。

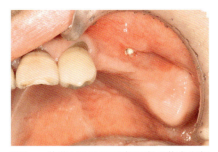
図6-a 術後12日目に縦切開部の抜糸を行い、創の哆開や術後感染などは生じなかったが、術後6ヵ月にβ-TCP顆粒が露出した。

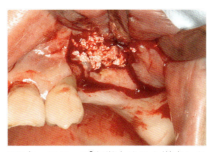
図6-b フラップを挙上すると溢出したβ-TCP顆粒が|3-5部の頬側に存在し、直下にゴアテックス膜®（以下®略）が認められた。

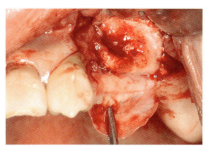
図6-c β-TCP顆粒を除去すると、ゴアテックス膜がみられたが、感染の所見は認めなかった。ゴアテックス膜は溢出したβ-TCP顆粒に一致して陥凹し、直下には不整形の硬固物が認められた。

　当時は、ショートインプラントが存在せず、インプラント埋入と同時の再サイナスリフトを提案したが、患者の同意が得られなかった（**図7-a**）。以降、患者の事情で通院が一時的に途絶えが、サイナスリフト後4年に来院した（**図7-b**）。

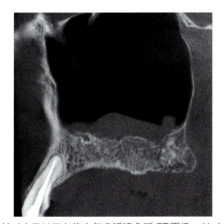
図7-a サイナスリフト後1年の近遠心断CT画像。サイナスリフト部のボリュームは著明に減少していたが、皮質骨様と海綿骨様のX線不透過像を呈していた。また、上顎洞粘膜の腫脹が残存していた。

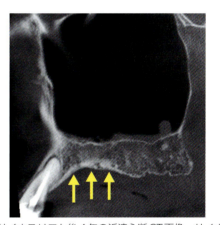
図7-b サイナスリフト後4年の近遠心断CT画像。サイナスリフト部のボリュームに変化はなかったが、義歯の沈下による圧迫と思われる歯槽頂部の骨吸収が|56部に認められた（矢印）。|45部に再GBRが必要と考えられ、最終的にインプラント治療を断念することになった。

本症例の問題点
1．サイナスリフト後1週に、上顎洞粘膜は著明に腫脹した。
2．上顎洞粘膜腫脹によって、填入したβ-TCP顆粒がウィンドウ部を介して頬側に溢出した。
3．β-TCP顆粒の溢出により、サイナスリフト部に填入されたβ-TCP顆粒のボリュームが減少した。
4．サイナスリフト部に残存したβ-TCP顆粒は、そのままのボリュームで骨に置換したが、十分な骨造成を達成できなかった。

4章 術後CTで判明した新事実

▼患者：43歳、女性

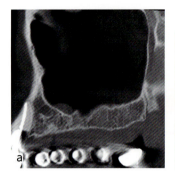
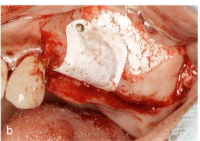

図8-a 術前の近遠心断CT画像。上顎洞底は下方に発達し、サイナスリフトが必要と診断した。

図8-b β-TCP顆粒を用いたサイナスリフトと|56 部のGBRを同時に施行したが、遮断膜でウィンドウ部を完全には被覆しなかった。

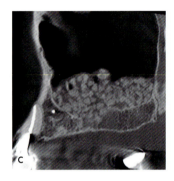
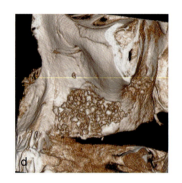

図8-c 術直後の近遠心断CT画像。サイナスリフト部には、顆粒状のX線不透過像が認められた。

図8-d 同ボリュームレンダリング画像。ウィンドウ部に顆粒状物が認められた。

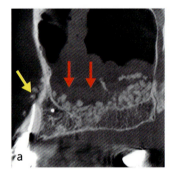
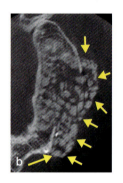

図9-a 術後1週の近遠心断CT画像。上顎洞粘膜にタイプ2の腫脹が生じ、|456 部では顆粒状のX線不透過像は消失し（赤矢印）、|3 の近心部に顆粒状のX線不透過像が認められた（黄矢印）。

図9-b 同水平断CT画像。顆粒状のX線不透過像が|3-7 部の頬側に認められた（黄矢印）。

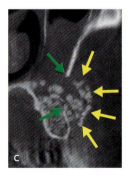
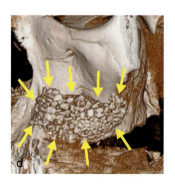

図9-c 同|6 部頬舌断CT画像。顆粒状のX線不透過像が頬側に認められた（黄矢印）。緑矢印はウィンドウの断端と考えられた。

図9-d 同ボリュームレンダリング画像。|3 近心から|7 部の頬側に顆粒状物が認められた（矢印）。

以上の所見から、術後に生じたタイプ2の上顎洞粘膜腫脹により、サイナスリフト部に填入されたβ-TCP顆粒が、ウィンドウ部を介して頬側に溢出したと考えられた。

▼患者：43歳、女性

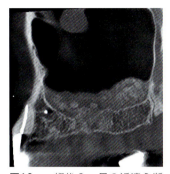 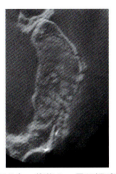 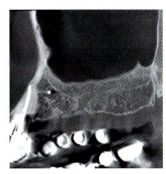 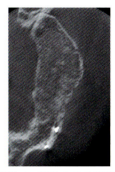

図10-a 術後3ヵ月の近遠心断CT画像。上顎洞粘膜の腫脹は消退し、サイナスリフト部に残留した顆粒状のX線不透過像の範囲で、X線不透過像が認められた。

図10-b 術後3ヵ月の頰舌断CT画像。頰側に認められた顆粒状のX線不透過像は吸収し、ウィンドウ部周囲のみに顆粒状のX線不透過像が認められた。

図10-c 術後1年の近遠心断CT画像。サイナスリフト部に、皮質骨様と海綿骨様のX線不透過像が認められた。

図10-d 術後1年の頰舌断CT画像。頰側に溢出していた顆粒状のX線不透過像はほぼ消失していた。

　本症例では、サイナスリフト部にある程度の骨が形成されたため、当院でインプラントの埋入と二次手術を行い、紹介医で上部構造を作製した。

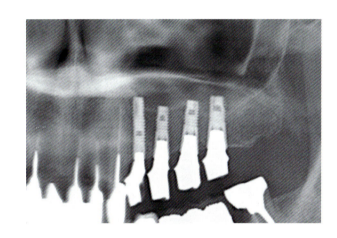

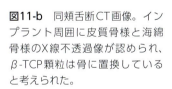

図11-a サイナスリフト後5年のパノラマX線写真。インプラントの周囲にX線不透過像が認められた。

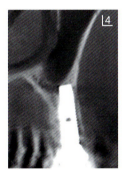 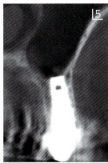 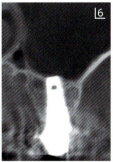 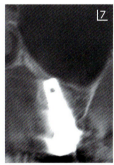

図11-b 同頰舌断CT画像。インプラント周囲に皮質骨様と海綿骨様のX線不透過像が認められ、β-TCP顆粒は骨に置換していると考えられた。

> **POINT**
> - 106ページの症例と同様に、サイナスリフト後1週の上顎洞粘膜腫脹により、填入したβ-TCP顆粒がウィンドウ部を介して頰側に溢出した。
> - サイナスリフト部に残存したβ-TCP顆粒は骨に置換し、サイナスリフト部のボリュームは減少したが、インプラント治療を達成できた。
> - 術直後と術後1年のCT画像を単純に比較すると、サイナスリフト部のボリューム減少は「**β-TCP顆粒の吸収**」と誤診する可能性がある。しかし、実際には、術後1週の上顎洞粘膜腫脹により、サイナスリフト部のβ-TCP顆粒が溢出し、ボリュームが減少したと考えられた。

術後の上顎洞粘膜腫脹によって ウィンドウ部から骨補填材が溢出する 3

　サイナスリフトの術後1週に生じる上顎洞粘膜の腫脹による圧力で骨補填材が移動し、ウィンドウ部から骨補填材が頬側に溢出する場合がある。246側のサイナスリフトにおいて、術後1週のCT画像で、骨補填材のウィンドウ部からの溢出について検討した。

(1) 骨補填材溢出の分類

　ウィンドウ部から溢出した骨補填材の範囲を以下の3種類に分類した（図12）。
タイプA：骨補填材がウィンドウ部に限局し、溢出していない。
タイプB：骨補填材が隣在歯まで溢出した。
タイプC：骨補填材が隣在歯を超えて溢出した。

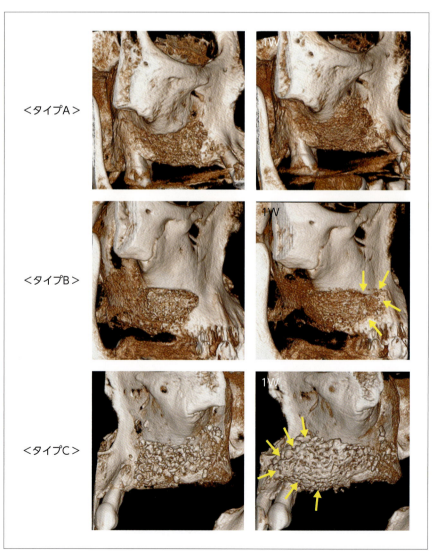

図12　骨補填材の溢出。

(2)ウィンドウ部の処理法と骨補填材の溢出

現在、サイナスリフトの術式として、筆者はウィンドウ部をチタンメッシュとマイクロスクリューで強固に閉鎖している。したがって、ウィンドウ部の処理法で症例数に大きな差があるが、246側のサイナスリフトにおける、ウィンドウ部の処理法と骨補填材の溢出の関係を検討した結果を**表1**に示す。

ウィンドウ部をまったく閉鎖しない、あるいは不完全に閉鎖した群をグループ1とし、ウィンドウ部をコラーゲン膜あるいはチタンメッシュとマイクロスクリューで完全に閉鎖した群をグループ2とした。

表1 ウィンドウ部の処理と骨補填材の溢出（n=246）

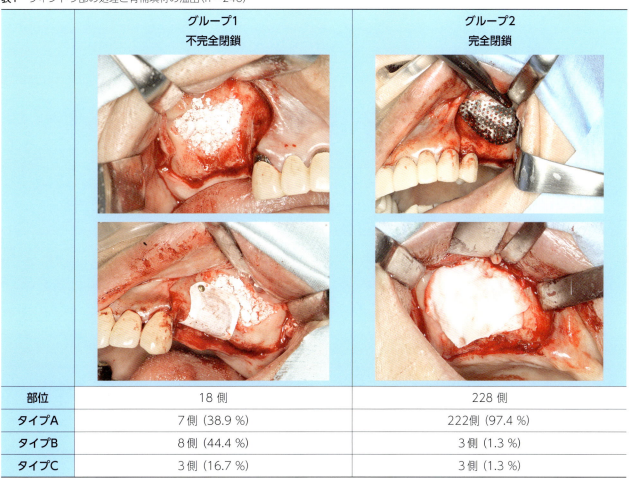

	グループ1 不完全閉鎖	グループ2 完全閉鎖
部位	18側	228側
タイプA	7側（38.9％）	222側（97.4％）
タイプB	8側（44.4％）	3側（1.3％）
タイプC	3側（16.7％）	3側（1.3％）

グループ1

骨補填材がウィンドウ部からまったく溢出しなかったのは7側（38.9％）で、約60％のサイナスリフトでウィンドウ部から骨補填材が頬側に溢出していた。さらに、3側（16.7％）では、骨補填材の溢出がタイプCで、サイナスリフト部の著名な目減りが認められた。

グループ2

ウィンドウ部を完全に閉鎖することによって、タイプAは97.4％であった。しかし、骨補填材の溢出がタイプCであった症例が3側（1.3％）存在していたことから、ウィンドウ部の閉鎖方法によっては骨補填材の溢出を阻止できない場合があると考えられた。

ウィンドウ部を完全に閉鎖しても骨補填材が溢出する!?

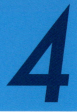

術後1週に生じる上顎洞粘膜腫脹により、骨補填材がウィンドウ部から溢出する可能性があるため、筆者はウィンドウ部を完全に閉鎖している。しかし、ウィンドウ部を完全に閉鎖しても、骨補填材が隣在歯を超えて溢出した症例（タイプC）を3例経験した。

症例1：チタンメッシュとマイクロスクリューで閉鎖

▼患者：51歳、女性

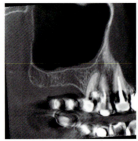

図13-a 術前の近遠心断CT画像。上顎洞底が下方に発達していたが、76部の骨高径は6mm存在していた。

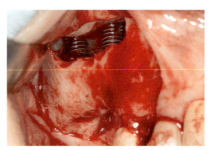

図13-b 上顎洞粘膜骨膜を挙上し、2本のインプラントを埋入した。

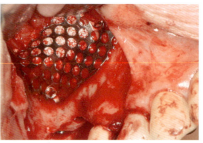

図13-c サイナスリフト部にβ-TCP顆粒を填入し、チタンメッシュとマイクロスクリューを用いてウィンドウ部を閉鎖し、減張切開を行わずに創部を縫合した。

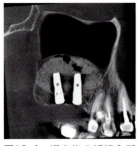

図13-d 術直後の近遠心断CT画像。2本のインプラントとサイナスリフト部に顆粒状のX線不透過像が認められた。

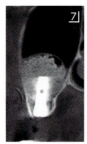

図13-e 術直後の頬舌断CT画像。若干の空気が存在していたが、インプラント周囲に顆粒状のX線不透過像が認められた。6部では、ウィンドウ部に設置されたチタンメッシュの陰影が認められた。

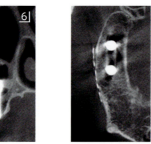

図13-f 術直後の水平断CT画像。ウィンドウ部に設置されたチタンメッシュの陰影が頬側に認められた。

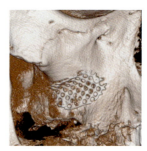

図13-g 術直後のボリュームレンダリング画像。ウィンドウ部にチタンメッシュが認められた。

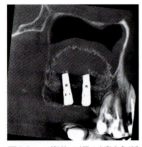

図14-a 術後1週の近遠心断CT画像。タイプ3の上顎洞粘膜腫脹が認められ、サイナスリフト部上層の顆粒状X線不透過像は上方に移動していた。

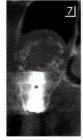

図14-b 術後1週の頬舌断CT画像。6部の頬舌断CT画像では、ウィンドウ部の頬側に顆粒状のX線不透過像が認められた（矢印）。

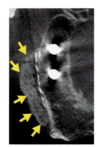

図14-c 術後1週の水平断CT画像。ウィンドウ部の頬側に顆粒状のX線不透過像が認められた（矢印）。

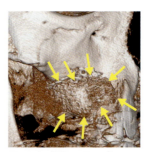

図14-d 術後1週のボリュームレンダリング画像。チタンメッシュの直上と近心部に顆粒状物が認められた（矢印）。

術後1週の上顎洞粘膜腫脹により、β-TCP顆粒がウィンドウ部を介して、頬側に溢出したと思われた。

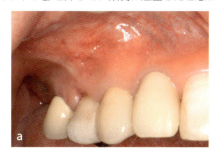
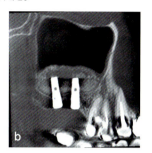
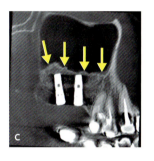
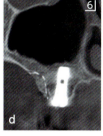
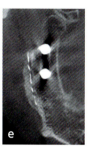

図15-a 術後10日目の口腔内写真。<u>54</u>部の歯肉頬移行部に腫脹が認められ、直下に顆粒状の硬固物を触知した。以降、創の哆開や感染などは認めなかった。

図15-b 術後3ヵ月の近遠心断CT画像。上顎洞粘膜の腫脹は消退していた。

図15-c 術後9ヵ月の近遠心断CT画像。新生上顎洞底部にX線不透過性のラインが出現し（矢印）、β-TCP顆粒は骨に置換しつつあると思われた。

図15-d 同<u>6</u>部頬舌断CT画像。顆粒状X線不透過像の範囲は、術後1週と比較して縮小していた。

図15-e 同水平断CT画像。顆粒状X線不透過像の範囲は、術後1週と比較して縮小していた。

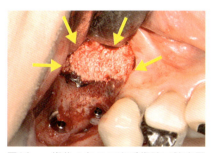
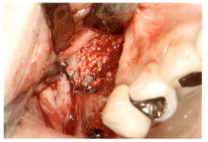
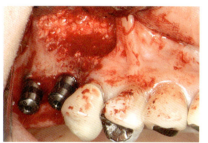

図16-a 術後1年の二次手術時口腔内写真。フラップの直下に溢出したβ-TCP顆粒の塊が存在し（矢印）、機械的な強度はまったく認めなかった。

図16-b β-TCP顆粒の塊を除去するとチタンメッシュが露出したが、同部のβ-TCP顆粒は部分的に骨置換が生じ、チタンメッシュに嵌入していた。

図16-c チタンメッシュを除去したが、ウィンドウ部には硬組織が存在し、インプラントに骨結合が獲得されていた。

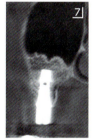
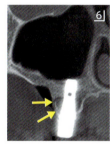
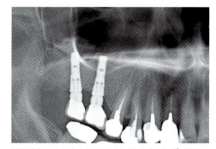
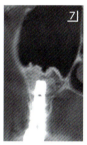
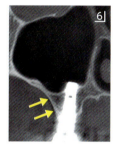

図17-a 二次手術直後の頬舌断CT画像。インプラント周囲にX線不透過像がみられたが、<u>6</u>ウィンドウ部ではX線不透過性が低い部位を認めた（矢印）。

図17-b サイナスリフト後3年のパノラマX線写真。インプラント周囲にX線不透過像が認められ、経過良好と考えられた。

図17-c 同頬舌断CT画像。インプラント周囲には皮質骨様と海綿骨様のX線不透過像が存在し、<u>6</u>ウィンドウ部には明瞭な皮質骨様のラインが認められた（矢印）。

> **POINT　チタンメッシュの穴がβ-TCP顆粒のサイズよりも大きいと意味がない**
>
> 本症例では、サイナスリフトと同時にインプラントを埋入したため、最小サイズのβ-TCP顆粒を使用した。一方、チタンメッシュの穴はβ-TCP顆粒よりも大きかったため、β-TCP顆粒はチタンメッシュをすり抜けて溢出したと思われた。したがって、タイプ3の上顎洞粘膜腫脹によって生じる圧力は非常に高く、確実で強固なウィンドウ部の閉鎖が必要と思われた。

症例2：コラーゲン膜で閉鎖①

▼患者：68歳、女性

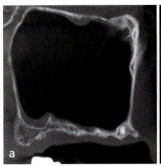
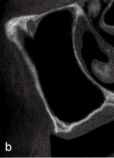
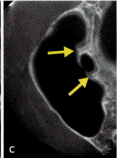

図18-a 術前の近遠心断CT画像。上顎洞底は下方に発達し、サイナスリフトが必要と診断した。

図18-b 同6部頬舌断CT画像。上顎洞前壁の骨は薄く、内壁は鼻腔底方向に陥凹していた。

図18-c 同水平断CT画像。内壁には、隔壁が存在し（矢印）、ウィンドウを大きく作製する必要があると考えられた。

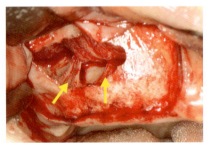
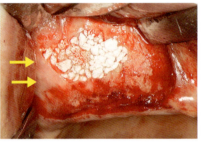
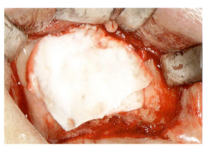

図19-a 上顎洞の内側に隔壁が存在していたため（矢印）、ウィンドウを大きくした。

図19-b ウィンドウ後方の骨は薄く、β-TCP顆粒が透けて見えていた（矢印）。

図19-c マイクロスクリューでチタンメッシュを固定することは困難と判断し、2枚のコラーゲン膜を重ねてウィンドウ部に設置し、減張切開を行わずに創を閉鎖した。

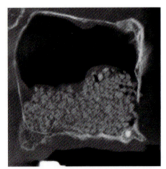
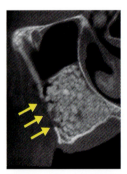
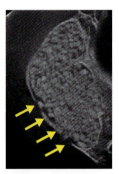
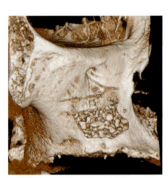

図20-a 術直後の近遠心断CT画像。サイナスリフト部に十分な量の顆粒状のX線不透過像が認められた。

図20-b 同6部頬舌断CT画像。ウィンドウ部で前壁の骨は欠損し（矢印）、内側部にも顆粒状のX線不透過像が認められた。

図20-c 同水平断CT画像。ウィンドウ部で前壁の骨は欠損し（矢印）、内側の隔壁部に顆粒状のX線不透過像が認められた。

図20-d 同ボリュームレンダリング画像。ウィンドウ部に顆粒状物が認められた。

4 ウィンドウ部を完全に閉鎖しても骨補填材が溢出する!?

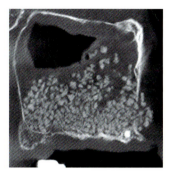
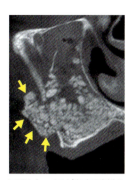
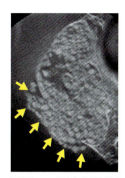
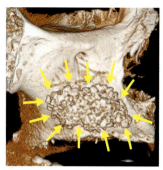

図21-a 術後1週の近遠心断CT画像。タイプ3の上顎洞粘膜腫脹が認められ、サイナスリフト部上層の顆粒状X線不透過像は上方に移動していた。

図21-b 同6|部頬舌断CT画像。ウィンドウ部の頬側に、顆粒状のX線不透過像が認められた（矢印）。

図21-c 同水平断CT画像。ウィンドウ部の頬側に、顆粒状のX線不透過像が認められた（矢印）。

図21-d 同ボリュームレンダリング画像。ウィンドウ部周囲の全方向に顆粒状物が認められた。

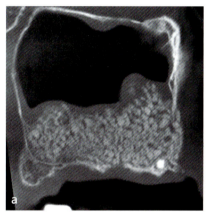
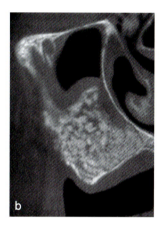

図22-a 術後3ヵ月の近遠心断CT画像。上顎洞粘膜の腫脹は軽減していたが、残存していた。

図22-b 同6|部頬舌断CT画像。ウィンドウの頬側に存在した、顆粒状のX線不透過像は術後1週よりも減少していた。

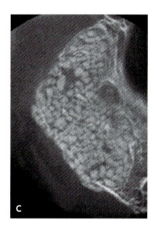
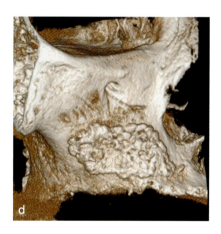

図22-c 同水平断CT画像。ウィンドウの頬側に存在した、顆粒状のX線不透過像は術後1週よりも減少していた。

図22-d 同ボリュームレンダリング画像。ウィンドウ部周囲に存在した顆粒状物は術後1週よりも減少し、溢出したβ-TCP顆粒は吸収していると考えられた。

> **POINT**
> （1）コラーゲン膜の設置では、ウィンドウ部を介するβ-TCP顆粒の溢出を阻止できない
> （2）溢出したβ-TCP顆粒は吸収する
>
> 　本症例では、ウィンドウ部にコラーゲン膜を2枚重ねて設置し、減張切開を行わずに創を閉鎖した。しかし、タイプ3の上顎洞粘膜腫脹によって生じる圧力は非常に高く、コラーゲン膜の隙間から多量のβ-TCP顆粒が溢出した。
> 　一方、サイナスリフト部から溢出したβ-TCP顆粒は、症例1と同様に吸収した。

4章 術後CTで判明した新事実

症例3：コラーゲン膜で閉鎖②

▼患者：45歳、女性

6⏌欠損に対するインプラント治療の目的で、紹介され来院した。

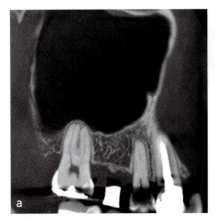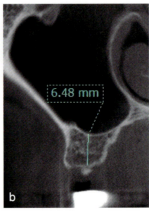

図23-a　術前の近遠心断CT画像。上顎洞底が下方に発達していたが、上顎洞粘膜の腫脹は認めなかった。

図23-b　同6⏌部頬舌断CT画像。垂直的な骨高径は6.5mmであったため、サイナスリフトと同時のインプラント埋入を計画した。

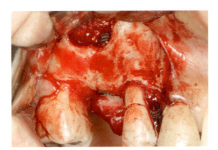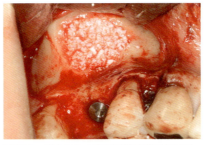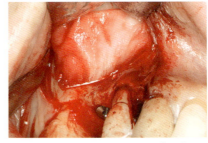

図24-a　上顎洞前壁にウィンドウを作製後、上顎洞粘膜骨膜を挙上し、インプラントを埋入した。

図24-b　挙上した上顎洞粘膜骨膜の直下で、インプラント周囲にBio-Ossを填入した。

図24-c　ウィンドウ部にコラーゲン膜を2枚重ねて設置し、減張切開を行わずに創を閉鎖した。

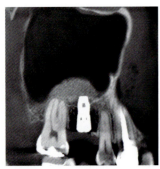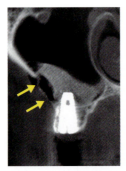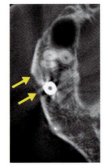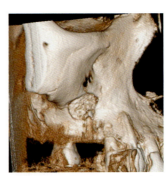

図25-a　術直後の近遠心断CT画像。上顎洞底を穿通したインプラント周囲に、顆粒状のX線不透過像が認められた。

図25-b　同6⏌部頬舌断CT画像。ウィンドウ部に設置したコラーゲン膜の陰影が認められた（矢印）。

図25-c　同水平断CT画像。ウィンドウ部に上顎洞前壁の骨欠損が認められた（矢印）。

図25-d　同ボリュームレンダリング画像。ウィンドウ部に顆粒状物が認められた。

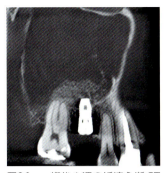

図26-a 術後1週の近遠心断CT画像。タイプ3の上顎洞粘膜腫脹がみられ、含気腔は認めなかった。

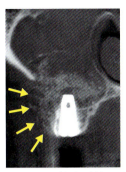

図26-b 同6|部頬舌断CT画像。ウィンドウ部の頬側に、顆粒状のX線不透過像が認められた(矢印)。

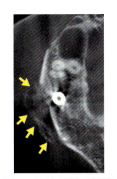

図26-c 同水平断CT画像。ウィンドウ部の頬側に、顆粒状のX線不透過像が認められ、前方は|3部にまで及んでいた(矢印)。

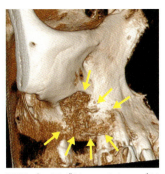

図26-d 同ボリュームレンダリング画像。ウィンドウ部の近心と下方に顆粒状物が認められた(矢印)。タイプ3の上顎洞粘膜腫脹によって、Bio-Ossがウィンドウ部を介して頬側に溢出したと考えられた。

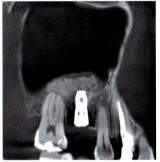

図27-a 術後3ヵ月の近遠心断CT画像。上顎洞粘膜の腫脹は消退していた。

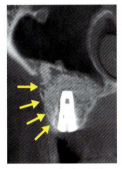

図27-b 同6|部頬舌断CT画像。Bio-OssのX線不透過性は亢進していた(矢印)。

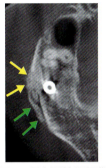

図27-c 同水平断CT画像。Bio-OssのX線不透過性は亢進していた(黄矢印)。一方、近心部Bio-Ossの内側にはX線透過像が認められた(緑矢印)。

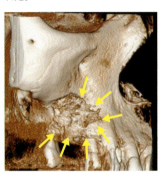

図27-d 同ボリュームレンダリング画像。溢出したBio-Ossの輪郭が明瞭となっていた(矢印)。

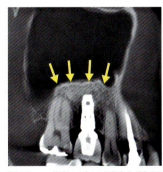

図28-a 術後4年の近遠心断CT画像。上顎洞粘膜の腫脹はなく、新生上顎洞底部にX線不透過性のラインが認められた(矢印)。

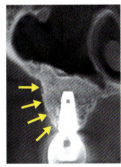

図28-b 同6|部頬舌断CT画像。Bio-Ossの表面にX線不透過性のラインが認められた(矢印)。

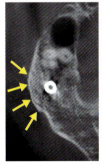

図28-c 同水平断CT画像。Bio-Ossの表面にX線不透過性のラインが認められ(矢印)、石灰化が進行していた。

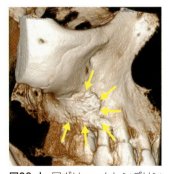

図28-d 同ボリュームレンダリング画像。溢出したBio-Ossは癒合し、輪郭がさらに明瞭になっていた(矢印)。

> **POINT**
> ・タイプ3の上顎洞粘膜腫脹が生じた場合、コラーゲン膜の設置のみでは、ウィンドウ部を介するBio-Ossの溢出を阻止できなかった。
> ・溢出したBio-Ossは、骨面に接触していた部位で石灰化が生じ、術後4年でも残存していた。

骨補填材が溢出する問題は目減りだけではない 5

　術後1週に生じる上顎洞粘膜腫脹により、骨補填材がウィンドウ部から溢出し、サイナスリフト部のボリュームが減少することがある。しかし、骨補填材が溢出する現象の併発症として特に問題になるのは、術後感染を惹起する可能性があることである。

▼**患者：55歳、男性**
　約3週前に 7̲6̲ 部のインプラント埋入、GBRおよびβ-TCP顆粒を用いたサイナスリフトを同時に施行したが、創部の哆開と排膿がみられるとのことで、紹介され来院した。

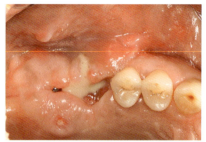 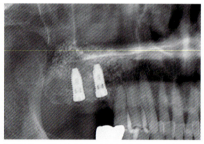 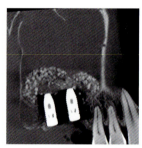

図29-a　初診時、右側頬部の腫脹と疼痛、頭痛、鼻閉感および後鼻漏を認めた。口腔内所見では 7̲6̲ 部で創の哆開がみられ、乳白色の排膿が認められた。

図29-b　同パノラマX線写真。 7̲6̲ 部にインプラントが2本埋入され、サイナスリフト部に顆粒状のX線不透過像が認められた。

図29-c　同近遠心断CT画像。上顎洞は著明に腫脹し、含気腔を認めなかった。

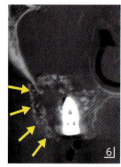 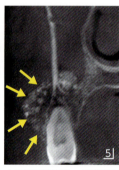 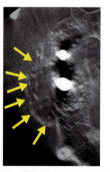 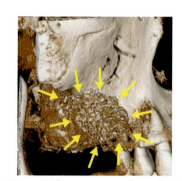

図29-d　同 6̲5̲ 部頬舌断CT画像と水平断CT画像。 6̲5̲ 部の頬側に顆粒状のX線不透過像が認められ（矢印）、サイナスリフト部のβ-TCP顆粒がウィンドウ部から頬側に溢出していると考えられた。

図29-e　同ボリュームレンダリング画像。 6̲5̲ 部に顆粒状物が認められ（矢印）、β-TCP顆粒の溢出によって創の哆開が起こり、術後感染が生じたと考えられた。

＜処置および経過＞
　急性の上顎洞炎に対して抗菌薬を投与後、頬側に溢出したβ-TCP顆粒を摘出した（**図30-a～c**）。β-TCP顆粒の周囲には肉芽組織が存在し、サイナスリフト部から排膿が認められた。サイナスリフト部を生理食塩液で洗浄し、インプラントを温存して創を閉鎖した（**ビデオ1**）。しかし、術後3ヵ月のCT画像では上顎洞粘膜に変化はみられず（**図30-d**）、鼻閉感および後鼻漏などの症状も残存していた。

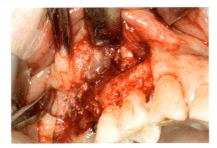
図30-a 65|部の頬側には、溢出したβ-TCP顆粒と肉芽組織が認められた。

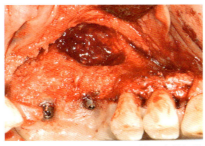
図30-b 溢出したβ-TCP顆粒と肉芽組織を摘出し、インプラントを温存した。

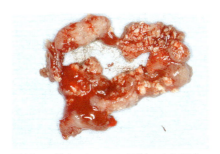
図30-c 摘出したβ-TCP顆粒と肉芽組織。

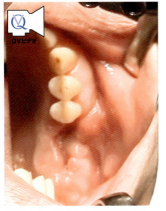
ビデオ1 溢出したβ-TCP顆粒と肉芽組織を可及的に摘出したが、サイナスリフト部から排膿が認められた。

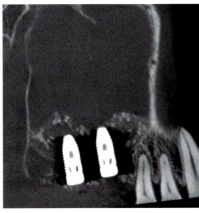
図30-d 術後3ヵ月の近遠心断および6|部頬舌断CT画像。上顎洞粘膜は著明に腫脹し、含気腔を認めなかった。

POINT 上顎洞炎に対する治療を行った場合、術後3ヵ月のCT画像で効果がなければ、別の治療を行う必要がある。したがって、漫然と抗菌薬を投与するのではなく、次の一手を考えなければならない。

上顎洞内に感染源が残存していると判断し、インプラントと残留させたβ-TCP顆粒を摘出した（図31-a〜c、ビデオ2）。

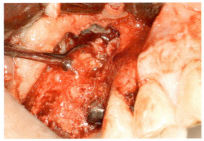
図31-a サイナスリフト部のβ-TCP顆粒を可及的に摘出したが、β-TCP顆粒は線維性結合組織に被包されていた。

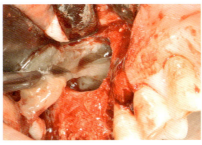
図31-b 上顎洞粘膜は浮腫状に腫脹し、β-TCP顆粒と癒着していた上顎洞粘膜を摘出した。

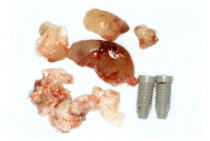
図31-c 摘出したインプラント、浮腫状の上顎洞粘膜および線維性結合組織に被包されたβ-TCP顆粒。

4章 術後CTで判明した新事実

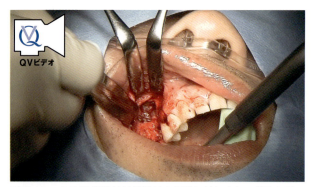

ビデオ2 β-TCP顆粒は線維性結合組織に被包され、鋭匙を用いて可及的に摘出した。インプラントと浮腫状の上顎洞粘膜を摘出し、サージセルを設置して止血を確認後、創を閉鎖した。

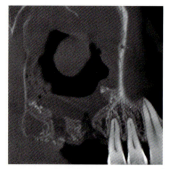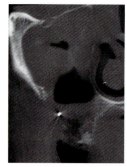

図31-d 術直後の近遠心断および6|部頬舌断CT画像。骨面に顆粒状のX線不透過像がみられ、上壁部に上顎洞粘膜の腫脹が認められた。

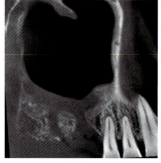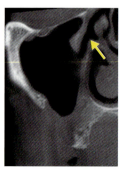

図32-a 全摘出後3ヵ月の近遠心断および6|部頬舌断CT画像。上顎洞粘膜の腫脹は改善し、頬舌断CT画像では自然口が開存し(矢印)、上顎洞炎の自覚症状はすべて消失した。

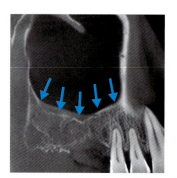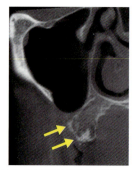

図32-b 全摘出後14ヵ月の近遠心断および6|部頬舌断CT画像。新上顎洞底部にX線不透過性のラインが出現し(青矢印)、6|部歯槽頂の頬側にもX線不透過像が認められ(黄矢印)、自然に骨が形成されていると考えられた。

POINT 上顎洞炎では自然口の周囲粘膜が腫脹しているため、CT画像で自然口が閉鎖しているように見える。しかし、粘膜の上皮と上皮が接触している状態であるため、上顎洞炎が改善して粘膜の腫脹が消退すれば、自然口は自然に開存する。

患者は76|部のインプラント治療を強く希望したため、自家骨を用いたGBRを併用して2本のインプラントを埋入した。

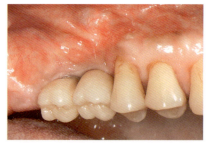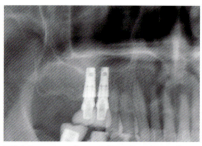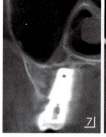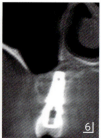

図33-a 埋入後6ヵ月に二次手術を施行し、骨結合が獲得されたため、紹介医で上部構造を作製した。インプラント周囲歯肉に炎症を認めなかった。

図33-b インプラント埋入後6年のパノラマX線写真。インプラント周囲にX線不透過が認められた。

図33-c 同頬舌断CT画像。インプラント周囲に皮質骨様と海綿骨様のX線不透過像が認められた。

骨補填材の溢出を予防する方法 6

　筆者は、チタンメッシュとマイクロスクリューを用いて、ウィンドウ部を強固に閉鎖している。使用するβ-TCP顆粒はオスフェリオンのG2で、チタンメッシュは穴が小さいタイプを用いている。

▼患者：43歳、女性

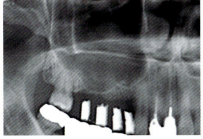

図34-a　術前のパノラマX線写真。7-4欠損に対してインプラント治療を希望した。

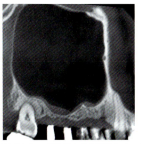

図34-b　同近遠心断（左）と6部頰舌断（右）CT画像。上顎洞が下方に発達し、6部の骨高径は1mmで、内壁は鼻腔底方向に陥凹していた（矢印）。

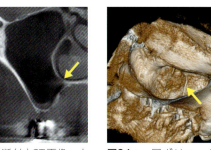

図34-c　同ボリュームレンダリング画像。5部に隔壁（矢印）が存在していた。

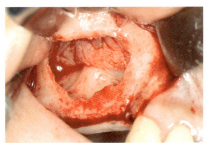

図35-a　上顎洞の形態が複雑であったため、ウィンドウが大きくなってしまった。

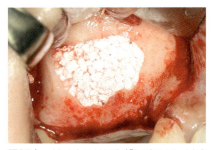

図35-b　サイナスリフト部にオスフェリオン（G2）を填入。

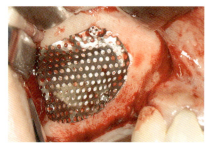

図35-c　チタンメッシュとマイクロスクリューでウィンドウ部を強固に閉鎖した。

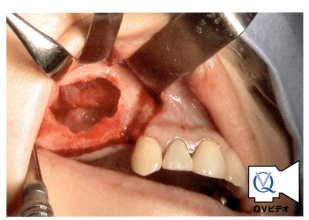

ビデオ3　上顎洞粘膜骨膜を十分に剥離したが、上顎洞粘膜に裂開は認めなかった。上顎洞に隔壁が存在していたため、ウィンドウが大きくなった。

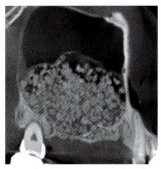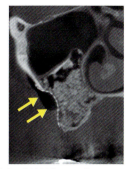

図35-d　術直後の近遠心断（左）と6部頰舌断（右）CT画像。サイナスリフト部に顆粒状のX線不透過像が認められた。また、ウィンドウ部の頰側にはX線透過像が認められ（矢印）、フラップの直下にデッドスペースが生じていると思われた。

4章 術後CTで判明した新事実

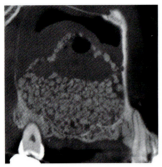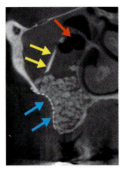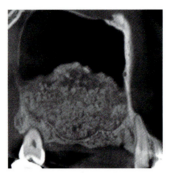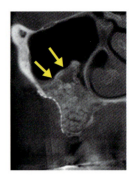

図36-a 術後1週の近遠心断（左）と6̱部頬舌断（右）CT画像。タイプ3の上顎洞粘膜腫脹がみられ、トラップドアが上方に移動し（黄矢印）、空気と考えられるX線透過像が上方に貯留していた（赤矢印）。一方、オスフェリオンのウィンドウ部からの溢出は、認められなかった（青矢印）。

図36-b 術後3ヵ月の近遠心断（左）と6̱部頬舌断（右）CT画像。上顎洞粘膜の腫脹は消退し、オスフェリオンのサイズは小さくなっていた。また、トラップドアは元の位置に復位し、不明瞭となっていた（矢印）。

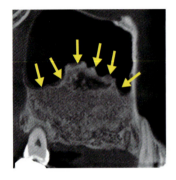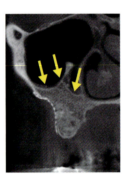

図36-c 術後9ヵ月の近遠心断（左）と6̱部頬舌断（右）CT画像。オスフェリオンのサイズはさらに小さくなり、新上顎洞底部にX線不透過性のラインが出現し（矢印）、サイナスリフト部のボリュームは維持されていた。

サイナスリフト後1年に、チタンメッシュとマイクロスクリューを除去し、インプラントを埋入した（図37-a～d）。

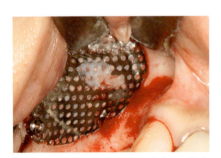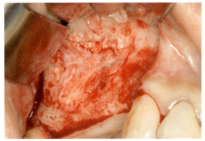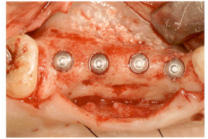

図37-a チタンメッシュを露出させ、除去した。

図37-b ウィンドウ部にオスフェリオンが残存していたが、硬組織に埋没していた。

図37-c 4本のインプラントを埋入し、すべてに十分な初期固定が得られた。

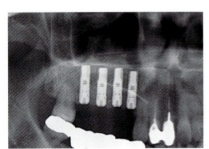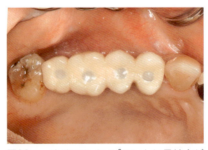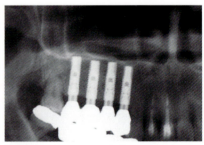

図37-d 一次手術直後のパノラマX線写真。4本のインプラントが埋入され、周囲にX線不透過像が認められた。

図38-a すべてのインプラントに骨結合が獲得され、スクリュー固定で上部構造を装着した。

図38-b サイナスリフト後10年のパノラマX線写真。インプラント周囲にはX線不透過像が認められ、経過は良好である。

7 ソケットリフトでも術後1週に上顎洞粘膜の腫脹が生じる

　ソケットリフトの上顎洞粘膜骨膜に対する外科的侵襲はサイナスリフトよりも少ないが、術後1週に著明な上顎洞粘膜の腫脹が生じる場合がある。また、上顎洞粘膜の腫脹によって、骨折させた上顎洞底の骨片が上方に移動し、インプラントを上顎洞内に引き上げる力が生じる。

▼患者：48歳、男性
　|5 欠損に対するインプラント治療を希望し、紹介され来院。ソケットリフトを併用してインプラントを埋入した（図39-a〜e）。

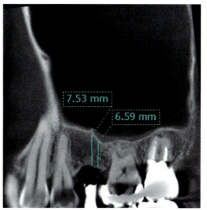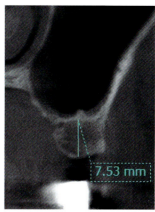

図39-a　術前の近遠心断（左）と|5 部頰舌断（右）CT画像。垂直的骨高径は6〜7mmであった。

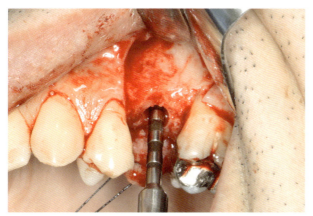

図39-b　オステオトームを用いて上顎洞底を挙上した。

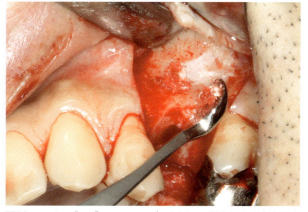

図39-c　イージーボーンシェーバーを用いて骨表面から自家骨を採取した。

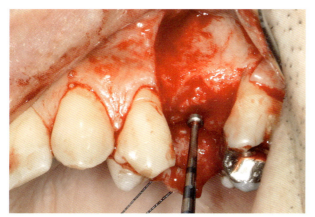

図39-d　自家骨をソケットリフト部に填入した。

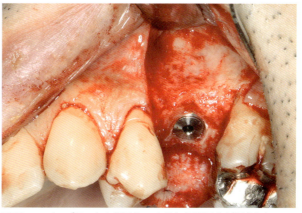

図39-e　インプラントを埋入し、十分な初期固定が得られた。

4章 術後CTで判明した新事実

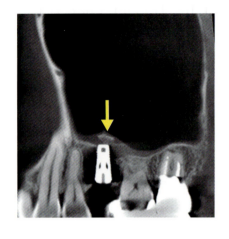
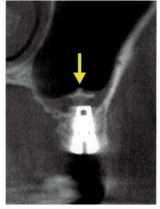

図40-a 術直後の近遠心断（左）と|5 部頬舌断（右）CT画像。埋入したインプラントの上方に、オステオトームで骨折させた上顎洞底の骨片が認められた（矢印）。また、インプラントの尖端と骨片の間にはスペースがみられ、同部には填入した自家骨の陰影が認められた。

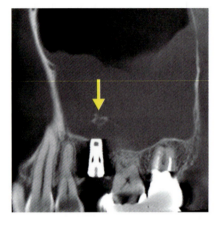
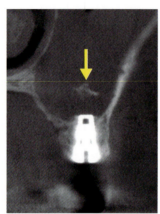

図40-b 術後1週の近遠心断（左）と|5 部頬舌断（右）CT画像。上顎洞粘膜は著明に腫脹し、骨片が上方に移動していた（矢印）。したがって、上顎洞粘膜の腫脹によって、インプラントを上方に引き上げる力が生じると考えられた。

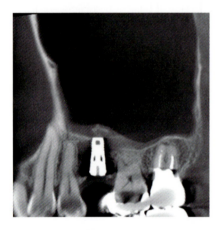
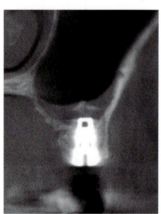

図40-c 術後1ヵ月の近遠心断（左）と|5 部頬舌断（右）CT画像。上顎洞粘膜の腫脹は改善し、上方に移動していた骨片は元の位置に復位していた。

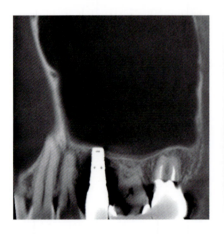
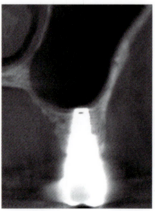

図40-d 術後7年の近遠心断（左）と|5 部頬舌断（右）CT画像。インプラント周囲に皮質骨様と海綿骨様のX線不透過像がみられ、上顎洞粘膜に腫脹は認めなかった。

8 ソケットリフト後、インプラントが自然に上顎洞に迷入する!?

ソケットリフトでは、限局的に上顎洞粘膜骨膜を挙上するが、術後の粘膜腫脹による圧力でインプラントにはさまざまな方向に力が加わる。インプラントを上方に持ち上げる力が生じ、インプラントの初期固定が不十分な場合、インプラントが上顎洞に迷入する可能性がある。

▼患者：35歳、女性

約5ヵ月前、7|部にソケットリフトを併用したインプラント埋入術を施行したが（図41-a）、二次手術前のパノラマX線写真でインプラントが上顎洞に迷入していたため紹介され来院した。

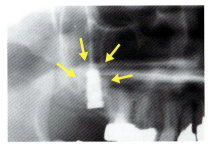
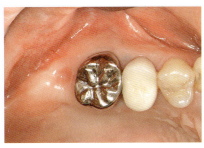
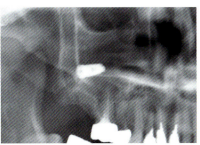

図41-a　埋入時のパノラマX線写真（紹介医のご厚意による）。ソケットリフト部に顆粒状のX線不透過像が認められた（矢印）。

図41-b　初診時の口腔内写真。7|歯槽頂部で歯肉が若干陥凹していたが、炎症所見は認めなかった。

図41-c　初診時のパノラマX線写真。インプラントは上顎洞底よりも上方に位置していた。

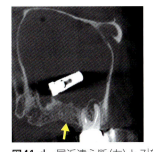
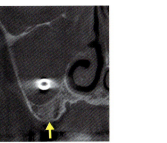
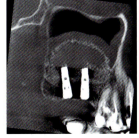

図41-d　同近遠心断（左）と7|部頬舌断（右）CT画像。インプラントは上顎洞内に存在し、上顎洞粘膜は著明に腫脹していた。一方、インプラントの埋入窩にはX線不透過像が認められた（矢印）。

図42　サイナスリフト後1週の近遠心断CT画像（別症例）。タイプ3の上顎洞粘膜腫脹が認められ、サイナスリフト部上層のβ-TCP顆粒は上方に移動していた。

POINT　なぜインプラントが重力に反して上顎洞に迷入したのか？

ポイント1．問診では、術後2ヵ月間は頭痛、鼻閉感および後鼻漏が認められたが、投薬の継続によって症状は改善したとのことであった。

ポイント2．初診時のCT画像において、インプラントの埋入窩にはX線不透過像が認められ、同部には骨性治癒が生じていた。したがって、インプラントの上顎洞迷入は、術後早期に生じたと考えられた。

ポイント3．ソケットリフトで顆粒状の人工骨が填入され、同部ではサイナスリフトと同様の生体反応が生じた可能性がある（図42）。

＜仮説＞

術後1週に生じた上顎洞粘膜の腫脹によって、インプラントを上顎洞内に引き上げる力が発生した。しかし、インプラントの初期固定が不十分であったため、インプラントは上顎洞に迷入し、急性上顎洞炎の症状が生じた。一方、抗菌薬の長期投与によって上顎洞炎は慢性化したため、初診時には若干の鼻閉感のみを訴えた。さらに、インプラントの上顎洞迷入は術後1週前後に起こったため、インプラントの埋入窩は骨性治癒を生じていた。

4章 術後CTで判明した新事実

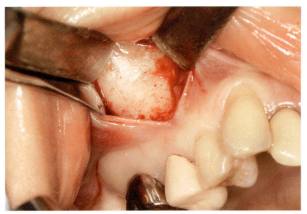

図43-a 可能な限り外科的侵襲を少なくするため、5|部に縦切開を入れ、上顎洞前壁の骨を露出させた。

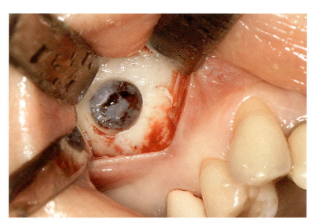

図43-b 上顎洞前壁の骨を開削し、上顎洞粘膜骨膜を切除し、上顎洞内にアプローチした。

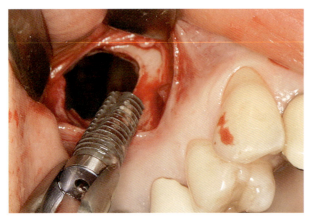

図43-c 鉗子を用いてインプラントを摘出した。

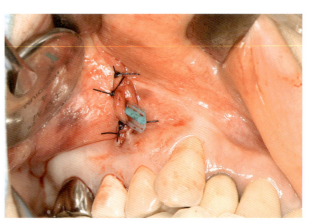

図43-d ドレーンを設置して、創を閉鎖した。

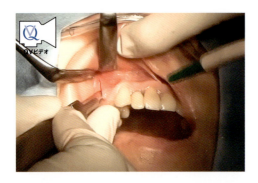

ビデオ4 インプラントは上顎洞粘膜の上方に位置し、ファイバースコープのプローブでインプラントを把持するのは困難であった。

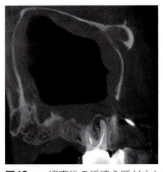 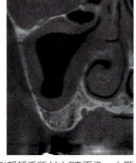 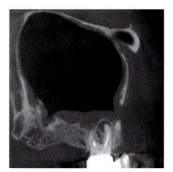 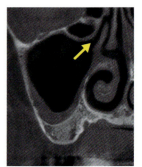

図43-e 術直後の近遠心断（左）と7|部頬舌断（右）CT画像。上顎洞内に貯留した滲出液が消失して含気腔が出現したが、上顎洞粘膜の腫脹が認められた。

図43-f 術後3ヵ月の近遠心断（左）と7|部頬舌断（右）CT画像。上顎洞粘膜の腫脹は改善傾向で、自然口が開存していた（矢印）。

β-TCP顆粒を用いたサイナスリフトの術後CT画像で判明した、さまざまな生体の反応

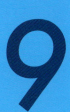

サイナスリフトはインプラント治療における骨造成術であるため、骨補填材や術式はインプラント治療の成功率を基準として検討されている。また、サイナスリフト部の病理組織学的な評価は特定の時期における限局された部位のデータであるため、サイナスリフトに対する生体の反応を検証することはできないと考えられる。

▼患者：60歳、男性
　76|欠損に対するインプラント治療のため、紹介され来院した。

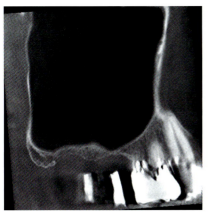
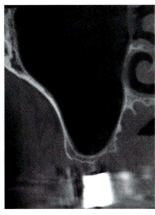

 POINT
正常な上顎洞粘膜はCT画像には写らない。

図44　術前の近遠心断（左）と6|部頬舌断（右）CT画像。765|部で上顎洞は下方に発達し、サイナスリフトが必要と診断した。上顎洞粘膜に腫脹は認めず、CT画像で上顎洞粘膜を確認することは困難であった。また、5|部の歯槽骨も吸収していたため、サイナスリフト時に5|を抜歯することにした。

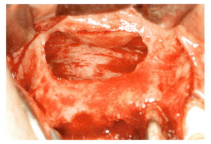
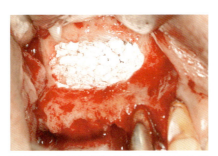
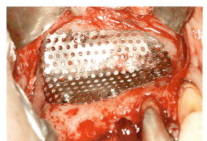

図45-a　上顎洞粘膜骨膜を十分に剥離・挙上したが、上顎洞粘膜骨膜に裂開は生じなかった。

図45-b　β-TCP顆粒をサイナスリフト部に填入した。

図45-c　ウィンドウ部をチタンメッシュとマイクロスクリューで強固に閉鎖した。

POINT
術後の上顎洞粘膜腫脹によるβ-TCP顆粒の溢出を予防するため、ウィンドウ部をチタンメッシュとマイクロスクリューで強固に閉鎖する。

4章 術後CTで判明した新事実

術直後

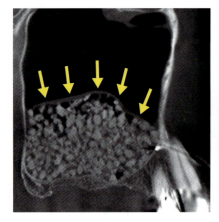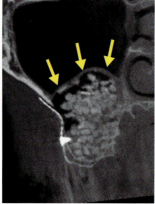

図46-a 術直後の近遠心断(左)と6|部頬舌断(右)CT画像。サイナスリフト部に顆粒状のX線不透過像が存在し、周囲には空気と思われるX線透過像が認められた。さらに、挙上された上顎洞粘膜骨膜は、ライン状の陰影として認められ(矢印)、収縮して分厚くなっていると考えられた。

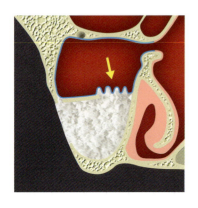

図46-b サイナスリフトのイラストでは、挙上された上顎洞粘膜骨膜が内側部で波状に描写されている(矢印)。挙上された上顎洞粘膜骨膜の頬舌的な面積は剥離部よりも小さいため、上顎洞粘膜骨膜が波状になると想像したためと思われる。しかし、実際には剥離された上顎洞粘膜骨膜は、収縮して分厚くなるため、波状にはならない。

 剥離・挙上された上顎洞粘膜骨膜は、収縮して分厚くなる。

術後1週

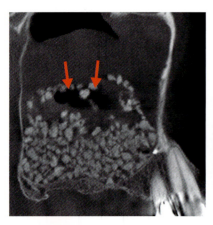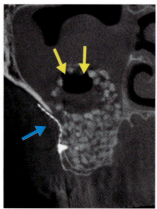

図47 術後1週の近遠心断(左)と6|部頬舌断(右)CT画像。タイプ3の上顎洞粘膜腫脹が認められ、サイナスリフト部上層部で顆粒状のX線不透過像が上方に移動していた(赤矢印)。また、サイナスリフト部の上方に楕円形のX線透過像が認められ(黄矢印)、比重が小さい空気が上方に貯留していると考えられた。一方、ウィンドウ部をチタンメッシュとマイクロスクリューで強固に閉鎖したため、頬側にβ-TCP顆粒は溢出していなかった(青矢印)。

- 術後1週に上顎洞粘膜は腫脹するが、腫脹の程度を術前に予想することは困難である。
- ウィンドウ部を強固に閉鎖すれば、骨補填材の溢出を予防できる。

術後3ヵ月

　246側のサイナスリフトにおいて、97.4%の症例で上顎洞粘膜腫脹は術後3ヵ月に消退していたため、上顎洞粘膜腫脹は外科的侵襲による一過性の腫脹と考えられた。一方、顆粒状のX線不透過像と上顎洞底の間に、帯状のX線透過像（グレーゾーン）が出現していた（**図48**矢印）。246側のサイナスリフトにおいて、95.0%の症例でグレーゾーンが術後3ヵ月に出現していた。想像に過ぎないが、骨形成の初期段階として破骨細胞が活性化され、β-TCP顆粒と母骨の界面部で双方に吸収が生じ、グレーゾーンが出現すると筆者は考えている。したがって、同ゾーンは、β-TCP顆粒が骨に置換するサインと考えられ、サイナスリフト部の経過を評価する重要なポイントと思われる。

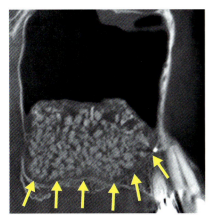
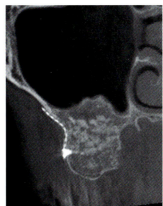

図48　術後3ヵ月の近遠心断（左）と6|部頬舌断（右）CT画像。上顎洞粘膜の腫脹は消退し、移動した顆粒状のX線不透過像は復位していた。一方、顆粒状のX線不透過像と上顎洞底の間に、帯状のX線透過像（グレーゾーン）が認められた（矢印）。

> **POINT**
> ・上顎洞粘膜の腫脹は、術後3ヵ月に97.4%の症例で自然に消退した。
> ・術後3ヵ月では、β-TCP顆粒と母骨の間に95.0%の症例でグレーゾーンが出現した。
> ・グレーゾーンはβ-TCP顆粒が骨に置換するサインと考えられる。

術後6ヵ月

　246側のサイナスリフトにおいて、術後6ヵ月で新生上顎洞底部にX線不透過性のラインが認められたのは90側（36.7%）であった。

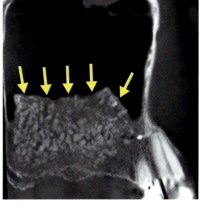
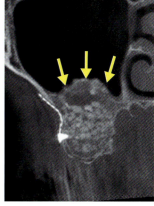

> **POINT**
> ・β-TCP顆粒の骨置換は上顎洞の骨面から生じると思われる。
> ・術後6ヵ月では約36%の症例で新生上顎洞底部にX線不透過性ラインが出現した。
> ・X線不透過性ラインは挙上された上顎洞粘膜骨膜の骨膜性に形成された新生骨と考えられる。

図49　術後6ヵ月の近遠心断（左）と6|部頬舌断（右）CT画像。上顎洞の骨面付近に存在していた顆粒状のX線不透過像は、顆粒のサイズが細かくなっていた。そのため、β-TCP顆粒の換置は上顎洞の骨面部から生じると思われた。一方、新生上顎洞底部にはX線不透過性のラインが認められ（矢印）、同部では挙上された上顎洞粘膜骨膜の骨膜性に骨が形成されていると考えられた。

術後9ヵ月

　246側のサイナスリフトにおいて、術後9ヵ月までに新上顎洞底部のX線不透過性ラインが出現したのは162側（65.9％）であった。新生上顎洞底部に明瞭なX線不透過性のラインが認められれば、ドリリングに耐え得る骨が形成されていると考えられ、安全にインプラントを埋入できると思われた。

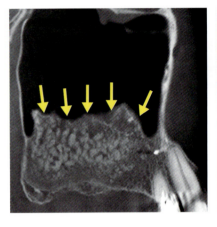
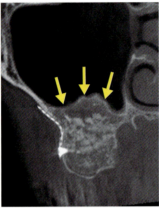

図50　術後9ヵ月の近遠心断（左）と6|部頬舌断（右）CT画像。顆粒状のX線不透過像は残存していたが、顆粒のサイズはさらに細かくなっていた。また、新生上顎洞底部に出現したX線不透過性ラインの輪郭は明瞭となり（矢印）、同部の顆粒も小さくなっていた。

> **POINT**
> ・術後9ヵ月では約66％の症例で新上顎洞底部にX線不透過性ラインが出現した。
> ・新生上顎洞底部に出現するX線不透過性ラインは、インプラントの埋入時期を決定する指標になると考えられる。

術後1年

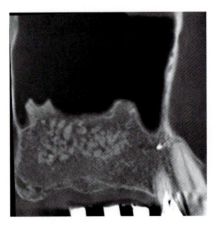
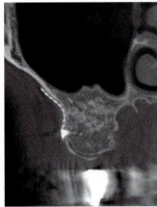

図51　術後1年の近遠心断（左）と6|部頬舌断（右）CT画像。サイナスリフトの中心部に顆粒状のX線不透過像が残存していたが、既存の上顎洞底は654部で不明瞭となっていた。顆粒のサイズはかなり細かくなり、β-TCP顆粒の骨換置は進行していると思われた。また、新生上顎洞底部のX線不透過性ラインはさらに明瞭となり、同部では皮質骨様と海綿骨様のX線不透過像を呈していた。

> **POINT**
> ・術後1年では207側（84.1％）の症例で新生上顎洞底部にX線不透過性ラインが出現した。
> ・39側（15.9％）では、術後1年が経過しても新生上顎洞底部にX線不透過性ラインが認められず、骨形成能には大きな個人差があると考えられる。

インプラントの埋入

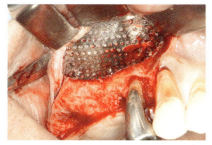

図52-a サイナスリフト後1年にインプラントを埋入。チタンメッシュとマイクロスクリューを露出させた。

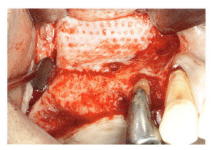

図52-b チタンメッシュの直下には一層の結合組織が認められた。

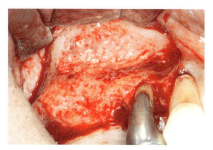

図52-c ウィンドウ部には少量のβ-TCP顆粒が硬組織に埋没して存在していた。

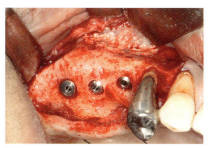

図52-d インプラントを3本埋入し、すべてのインプラントに十分な初期固定が得られた。

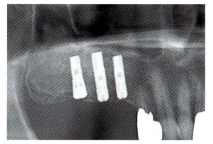

図52-e 一次手術直後のパノラマX線写真。インプラント周囲にはX線不透過像が認められた。

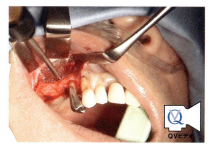

ビデオ5 チタンメッシュの直下には一層の結合組織が存在していた。ウィンドウ部にはβ-TCP顆粒が硬組織に埋没していたが、同部は骨様硬の強度を呈していた。

インプラント埋入後のCT画像

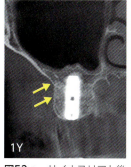

図53-a サイナスリフト後1年のCT画像。ウィンドウ部に一層のX線不透過性のラインがみられ、若干の顆粒状のX線不透過像が認められた（矢印）。

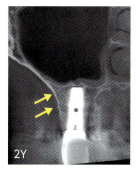

図53-b サイナスリフト後2年のCT画像。ウィンドウ部のX線不透過性ラインは明瞭になり（矢印）、サイナスリフト部は皮質骨様と海綿骨様のX線不透過像を呈していた。

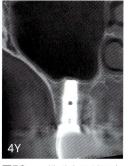

図53-c サイナスリフト後4年のCT画像。新生上顎洞底のX線不透過性ラインは若干下方に移動していた。

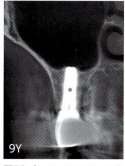

図53-d サイナスリフト後9年のCT画像。新生上顎洞底のX線不透過性ラインはインプラントの尖端と一致していた。

> **POINT**
> ・β-TCP顆粒を用いたサイナスリフトでは、活発な骨のモデリングとリモデリングが術後2年まで継続する。
> ・β-TCP顆粒は最終的に皮質骨様と海綿骨様のX線不透過像を呈して骨に置換するが、含気化により目減りする可能性がある。

β-TCP顆粒が骨に置換するスピードには個人差がある　10

　サイナスリフトの骨補填材としてβ-TCP顆粒を使用した場合、β-TCP顆粒が骨に置換する過程を術後CT画像で観察できる。β-TCP顆粒が骨に置換するスピードには6ヵ月程度の個人差があり、骨形成能は患者によって異なると考えられる。

症例1：骨形成能が高いと考えられた症例

▼患者：53歳、女性

　β-TCP顆粒を用いた右側サイナスリフトを施行したが、上顎洞粘膜に裂開が生じたためコラーゲン膜で修復後、ウィンドウ部をチタンメッシュとマイクロスクリューで強固に閉鎖した。術直後から術後9ヵ月までの近遠心断CT画像を図54に示す。術直後のCT画像では、上顎洞側に流れ込んだ血液と生理食塩液が水平線状の陰影として認められた（青矢印）。

　術後1週では上顎洞粘膜にタイプ2の腫脹が認められ、術後3ヵ月では上顎洞粘膜の腫脹は改善し、サイナスリフト部の下方にグレーゾーンが出現していた（黄矢印）。

　術後6ヵ月では新生上顎洞底部にX線不透過性のラインが出現し（赤矢印）、β-TCP顆粒のサイズは小さくなっていた。術後8ヵ月に診断を行い、術後9ヵ月にインプラントを埋入し、すべてのインプラントに十分な初期固定が得られた。

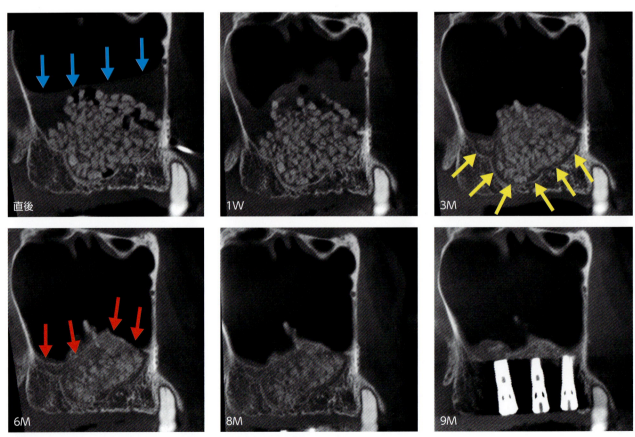

図54　サイナスリフト直後から術後9ヵ月までの近遠心断CT画像。

症例2：骨形成能が低いと思われた症例

▼患者：37歳、女性

　β-TCP顆粒を用いた右側サイナスリフトを施行し、ウィンドウ部をチタンメッシュとマイクロスクリューで強固に閉鎖した。術直後から術後1年までの近遠心断CT画像を図55に示す。術直後のCT画像では、サイナスリフト部に顆粒状のX線不透過像がみられ、上顎洞粘膜骨膜の裂開を示す水平線状の陰影は認められなかった。

　術後1週では上顎洞粘膜にタイプ3の腫脹が認められ、術後3ヵ月では上顎洞粘膜の腫脹は改善し、サイナスリフト部の下方に一層のグレーゾーンが出現していた（矢印）。

　しかし、サイナスリフトの中央から上方部において、β-TCP顆粒のサイズは術後6ヵ月～1年でも大きく変化していなかった。また、新生上顎洞底部に生じるX線不透過性のラインは、術後1年が経過しても不明瞭であった。

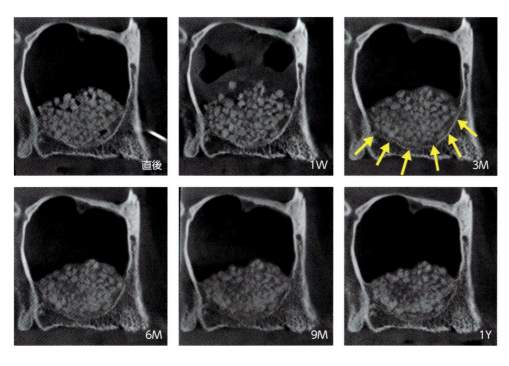

図55　サイナスリフト直後～術後1年までの近遠心断CT画像。

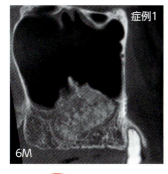
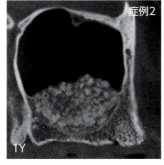

図56　症例1の術後6ヵ月におけるβ-TCP顆粒のサイズは、症例2の術後1年よりも小さくなっていた。また、新生上顎洞底部のX線不透過性のラインは、症例1では術後6ヵ月にみられたが、症例2では術後1年でも認められなかった。症例1の術後6ヵ月と、症例2の術後1年のCT画像を比較すると、β-TCP顆粒が骨に置換するスピードは、明らかに症例1のほうが早いと思われた。

POINT

・骨形成能には個人差があり、性別や年齢もある程度影響すると思われるが、遺伝子レベル（遺伝子多型）の違いが大きく関与していると筆者は考えている。

・サイナスリフトにおいて、骨補填材や成長因子が骨形成スピードに与える影響を検証する場合、患者の骨形成能には6ヵ月の差があることを考慮するべきである。

サイナスフロアエレベーションでは風邪に注意！

COLUMN コラム

風邪は上気道のウイルス感染症であるため、上顎洞粘膜が著明に腫脹する場合がある。一方、風邪の症状が改善しても、上顎洞粘膜の腫脹が消退するまでには1ヵ月程度はかかるため、CT画像で上顎洞粘膜の状態を確認する必要がある。

▼患者：64歳、男性

5日ほど前に軽い風邪をひいたが改善し、手術当日の体調に問題はないとのことであった。

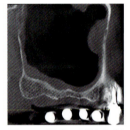
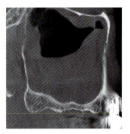
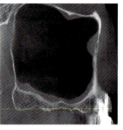
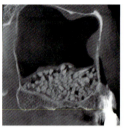

図1-a 術前の近遠心断CT画像。慢性上顎洞炎のため耳鼻科で投薬治療を受けていた。

図1-b サイナスリフト予定日のCT画像。上顎洞粘膜が著明に腫脹していたため、手術を延期した。

図1-c 3ヵ月後のCT画像。上顎洞粘膜の腫脹は自然に改善した。

図1-d β-TCPを用いて、サイナスリフトを施行した。

▼患者：44歳、女性

手術当日に体調を確認したが、まったく問題ないとのことでサイナスリフトを行った。

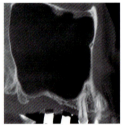
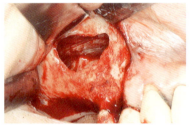
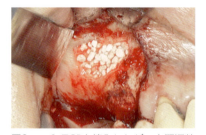

図2-a 手術1ヵ月前の近遠心断CT画像。上顎洞粘膜の腫脹は認めなかった。

図2-b 上顎洞粘膜骨膜は挙上時に抵抗感があり、裂開を認めなかったが、鼻呼吸に同期してまったく動かなかった。

図2-c β-TCPを填入したが、上顎洞骨膜から無色透明な浸出液が滲み出ていた。

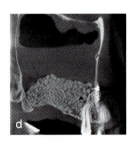
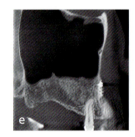

図2-d 術直後のCT画像。上顎洞粘膜に著明な腫脹がみられ、水平線状の陰影が認められた。

図2-e 術後9ヵ月のCT画像。β-TCPのサイズは小さくなり、上顎洞粘膜の腫脹は認められなかった。

※患者に体調について再確認した結果、「2週前に風邪をひいたが、完治して体調も良かったので言わなかった」とのことであった。

POINT　サイナスリフトの術前において、「1ヵ月以内に風邪をひいていないか？」と具体的な表現で問診を行う。万が一「はい」と答えた場合は、風邪が治癒していてもCT画像で上顎洞粘膜の状態を確認すべきと考えられる。

サイナスリフトの併発症

1 サイナスリフト部に十分な骨が形成されなかった
2 サイナスリフトの術後感染では急性上顎洞炎が発症する
3 術後感染のリカバリーはインプラント治療ができなければ意味がない
4 自家骨を用いたサイナスリフトの術後感染におけるリカバリー
5 非吸収性アパタイトを用いたサイナスリフトの術後感染
6 Bio-Oss®を用いたサイナスリフトの術後感染
7 オスフェリオン®を用いたサイナスリフトの術後感染（1）
8 オスフェリオン®を用いたサイナスリフトの術後感染（2）

1 サイナスリフト部に十分な骨が形成されなかった

サイナスリフトはインプラント治療のための骨造成術である。十分な骨が形成されずにインプラント治療が困難な場合は、再サイナスリフトが必要になる。

▼**患者：41歳、女性**
約6ヵ月前に、某病院歯科口腔外科で腸骨骨髄細片を用いたサイナスリフトを受けた。

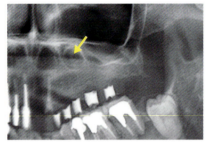 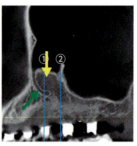 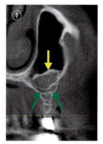 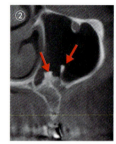

図1-a　サイナスリフト部に十分な骨が形成されなかったため、紹介され来院した。診断時のパノラマX線写真。|56部に乳頭様のX線不透過像が認められた（矢印）。

図1-b　同近遠心断と①と②の頬舌断CT画像。|56部と①で乳頭様のX線不透過像がみられ（黄矢印）、下方にはX線透過像が認められた（緑矢印）。また、②では新生上顎洞底部に突起状のX線不透過像が認められた（赤矢印）。

　|56部では造成骨の直下に軟組織が存在し、|7部の骨高径も少なかったため、X線不透過像の摘出と再サイナスリフトを施行した（図2-a〜e、ビデオ1）。

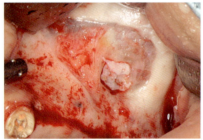 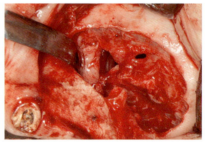 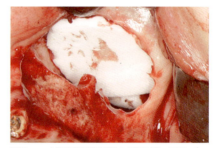

図2-a　|56部では前壁の骨を削除して乳頭状突起物を露出させ、|67部にウィンドウを作製した。

図2-b　骨塊を摘出後に上顎洞粘膜骨膜を剥離・挙上したが、上顎洞粘膜骨膜に裂開が生じた。

図2-c　上顎洞粘膜骨膜の裂開部にテルダーミスを設置した。

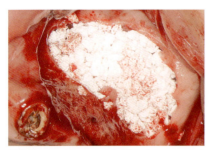 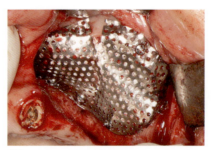 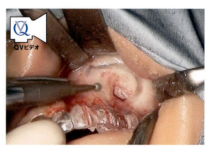

図2-d　サイナスリフト部にオスフェリオンを填入。

図2-e　ウィンドウ部をチタンメッシュとマイクロスクリューで強固に閉鎖した。

ビデオ1　乳頭状突起物を摘出し、再サイナスリフトを施行した。

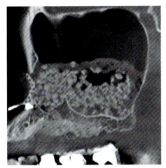
図3-a 術直後の近遠心断CT画像。サイナスリフト部に顆粒状のX線不透過像がみられ、上方にはテルダーミスと思われる帯状の陰影が認められた。

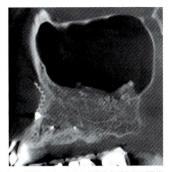
図3-b 術後10ヵ月の近遠心断CT画像。顆粒のサイズは小さくなり、母骨である上顎洞底のラインは不鮮明になっていた。

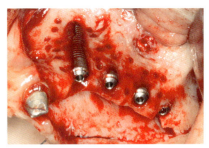
図3-c 術後1年にインプラントを埋入したが、骨幅が薄くインプラントの表面が露出したためGBRを併用した。

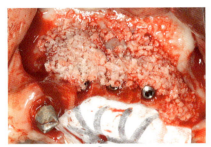
図3-d ネオボーン®と自家骨を混合し、インプラントの頬側に設置した。

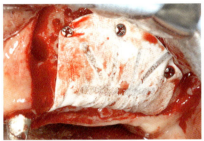
図3-e ゴアテックス膜で骨造成部を被覆し、マイクロスクリューで膜を固定した。

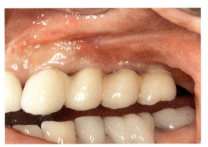
図3-f 埋入後6ヵ月に二次手術を施行し、スクリュー固定で上部構造を装着した。

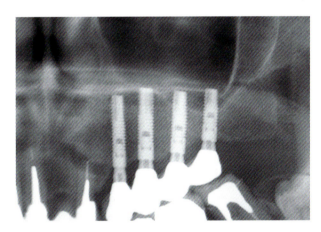
図4-a 再サイナスリフト後8年のパノラマX線写真。インプラント周囲にはX線不透過像が認められた。

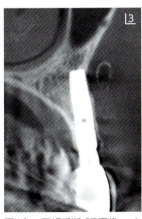
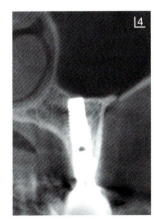
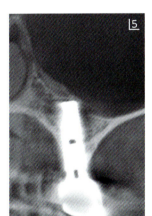
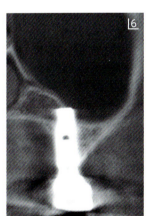
図4-b 同頬舌断CT画像。インプラント周囲には皮質骨様と海綿骨様のX線不透過像が認められた。また、上顎洞粘膜の腫脹は認められなかった。

サイナスリフトの術後感染では急性上顎洞炎が発症する 2

　サイナスリフトにおいて術後感染が起こった場合は、二次的に急性上顎洞炎が発症する。急性上顎洞炎の症状としては頭痛、頬部腫脹、鼻閉感、悪臭をともなう鼻汁および後鼻漏などがあり、患者に肉体的および精神的な苦痛が生じる。治療の基本は上顎洞内の洗浄と原因の除去で、漫然と抗菌薬を投与することは避けなければならない。

▼患者：50歳、女性
既往歴：バクシダール®以外の抗菌薬を服用すると、陰部カンジダ症を生じやすい。
現病歴：約2ヵ月前に某歯科医院で、歯槽頂からのアプローチで|6部のサイナスリフトを受けた（図5-a）。術後8日目より鼻閉感と頭痛が生じ、14日目頃からは口腔内と鼻腔から白色の顆粒が流出した。

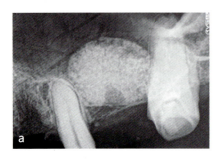
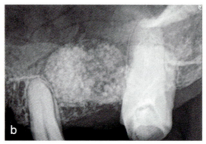

図5-a　術直後のデンタルX線写真。サイナスリフト部には顆粒状のX線不透過像が認められた。（紹介医のご厚意による）

図5-b　術後2週のデンタルX線写真。顆粒状のX線不透過像の量が減少していた。（紹介医のご厚意による）

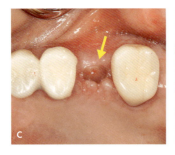
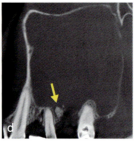
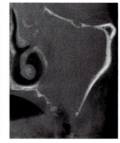

図5-c　初診時の口腔内写真。|6部に口腔上顎洞瘻が認められた（矢印）。

図5-d　同近遠心断（左）および|6部頰舌断（右）CT画像。上顎洞粘膜は著明に腫脹して含気腔は認めず、自然口は粘膜の腫脹により狭窄していた。また、|6歯槽頂部には骨欠損がみられ、近心部に顆粒状のX線不透過像が認められた（矢印）。

＜処置および経過＞
　抗菌薬の投与が困難であったため、2～3回／週の割合で|6部の瘻孔から生理食塩液を用いて上顎洞内洗浄を行った。また、アルコールの摂取を禁止し、紹介医で作製した保護床を装着するように指導した。

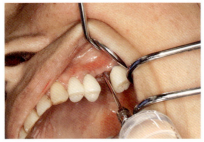
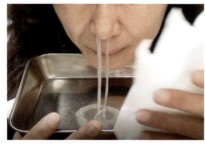
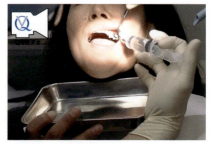

図6-a　シリンジで生理食塩液を上顎洞内に注入した。

図6-b　頭部を前傾させると、悪臭をともなう膿汁が生理食塩液とともに鼻腔から流出した。

ビデオ2　鼻腔から流出する液体が透明になるまで、上顎洞内洗浄を繰り返し行った。

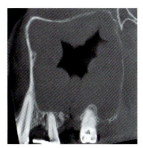

図7-a 初診後1ヵ月の近遠心断CT画像。上顎洞粘膜の腫脹は改善し、含気腔が認められたため、上顎洞内洗浄を1〜2週間に1回の割合にした。

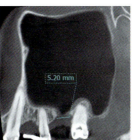

図7-b 初診後3ヵ月の近遠心断(左)および6部頬舌断(右)CT画像。上顎洞粘膜の腫脹はほぼ消退し、自然口も開存していたが、6部歯槽頂部に5×6mmの骨欠損が認められた。

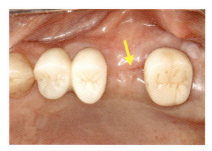

図7-c 初診後3ヵ月の口腔内写真。6部にピンホールの口腔上顎洞瘻が残存していた(矢印)。

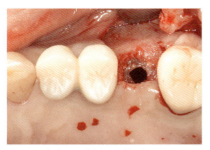

図8-a 瘻孔の口蓋側に歯槽頂切開を入れ、瘻孔を切除した。

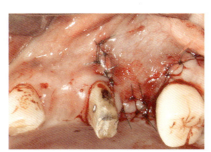

図8-b 十分な減張切開の後、創を閉鎖した。

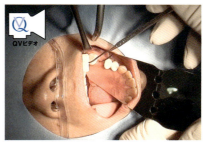

ビデオ3 瘻孔部に歯科用ゾンデは入らなかったが、涙管ブジーは抵抗なく挿入された。

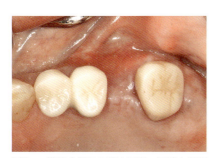

図8-c 術後2週の口腔内写真。口腔上顎洞瘻は消失していた。

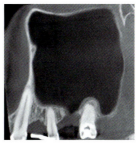

図8-d 術後3ヵ月の近遠心断CT画像。上顎洞粘膜の腫脹は認めなかったが、6部の骨欠損は残存していた。再サイナスリフトは困難と考えられたため、紹介医でブリッジによる補綴治療が施行された。

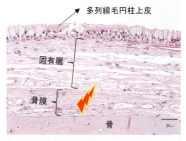

図9 盲目的な上顎洞粘膜骨膜の剥離では、骨膜が裂開しても確認できない(赤印)。

> **POINT　術後感染が生じた理由は？**
>
> 術直後のデンタルX線写真では人工骨がドーム状に認められ、サイナスリフトは成功していると思われた。しかし、歯槽頂アプローチでは上顎洞粘膜骨膜の剥離は盲目的となり、一部で骨膜が損傷して固有層のみになっていた可能性がある(図9)。固有層は脆弱であるため、術後に何らかの刺激によって上顎洞粘膜が裂開し、感染が生じたと考えられた。

3 術後感染のリカバリーはインプラント治療ができなければ意味がない

　サイナスリフトはインプラント治療のために行う骨造成術である。したがって、術後感染のリカバリーは、上顎洞炎の治療はもちろんであるが、いかにインプラント治療を達成するかがポイントとなる。

▼**患者：38歳、女性**
　数年前に、サイナスリフトを併用した|67部のインプラント治療を受けたが、左側頬部の疼痛が持続した。患者は自己判断で耳鼻科を受診し、左側上顎洞炎の診断で上顎洞根治術が施行された。上顎洞炎の症状は消失したが、左側で噛めないとのことで、|67部のインプラント治療を希望し来院した。

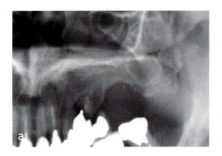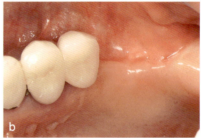

図10-a　初診時のパノラマX線写真。|567は欠損し、|5はブリッジの延長ポンティックで、|67部の歯槽頂は上方に陥凹していた。

図10-b　同口腔内写真。|345の補綴装置に動揺がみられ、|67部歯槽頂の頬舌幅は薄く、歯肉頬移行部の粘膜に可動性を認めなかった。

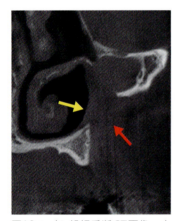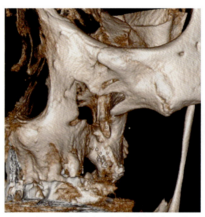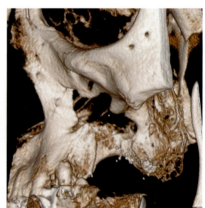

図10-c　|6部頬舌断CT画像。上顎洞前壁（赤矢印）と下鼻道側壁（黄矢印）の骨は欠損していた。

図10-d　正面観（左）と左側面観（右）のボリュームレンダリング画像。上顎洞前壁の骨は広範囲に欠損し、|67部歯槽骨は著明に吸収していた。

＜治療方針＞
　|67部にインプラント治療を行うためには、歯槽部のGBRが必要と思われた。しかし、上顎洞根治術により|67部周囲の軟組織は瘢痕化し、減張切開にも限界があると考えられ、インプラント治療は困難と患者に説明した。

> **POINT**
> 　上顎洞根治術で瘢痕治癒が生じた場合、インプラント治療が困難になる可能性がある。したがって、サイナスリフトの術後感染に対するリカバリー法として、上顎洞根治術はなるべく避けたい治療法と考えられる。

4 自家骨を用いたサイナスリフトの術後感染におけるリカバリー

自家骨を用いたサイナスリフトに術後感染が生じた場合、自家骨が腐骨化する場合がある。腐骨化した自家骨はタンパク質が変性して非自己となるため、摘出する必要がある。

▼患者：41歳、女性

約3ヵ月前に、某病院で腸骨骨髄細片を用いた右側のサイナスリフトを受けた。しかし、術後感染を生じたためマクロライド系抗菌薬を服用していたが、症状が改善せず、当院を紹介され来院した。

初診時所見：頭痛、鼻閉感、悪臭をともなう鼻汁および後鼻漏を訴え、右側頬部に圧痛が認められた。

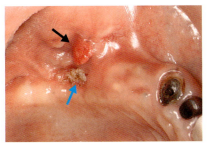

図11-a 初診時の口腔内写真。7-4⏌は欠損し、76⏌部頬側に瘻孔がみられ（黒矢印）、腐骨化した骨片が歯槽頂部に認められた（青矢印）。

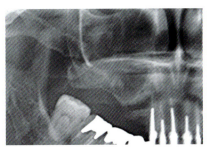

図11-b 同パノラマX線写真。右側上顎洞は下方に発達し、歯槽骨の骨高径は少ないと考えられた。

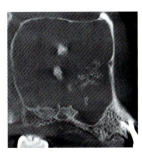

図11-c 同近遠心断CT画像。上顎洞粘膜が著明に腫脹し、複数のX線不透過物が認められた。

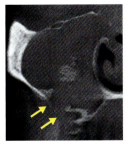

図11-d 同6⏌部頬舌断CT画像。ウィンドウ部に骨欠損が認められた（矢印）。

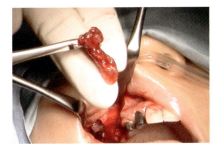

図11-e 腸骨骨髄細片と骨片に癒着した浮腫状の上顎洞粘膜を摘出した。

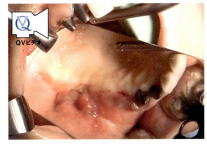

ビデオ4 ウィンドウ部から上顎洞内にアプローチし、二次的に感染源となった腸骨骨髄細片と骨片に癒着した浮腫状の上顎洞粘膜を摘出した。生理食塩液で上顎洞内を洗浄し、ガーゼを用いて圧迫止血を行い、ペンローズドレーンを設置して創を閉鎖した。

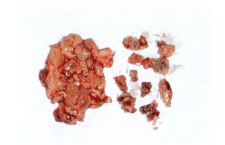

図11-f 浮腫状の上顎洞粘膜（左）と腸骨骨髄細片（右）の摘出物写真。

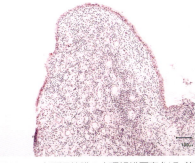

図11-g 上顎洞粘膜の病理組織写真（H.E.染色）。多列線毛円柱上皮は扁平上皮化生を生じていた。また、固有層に毛細血管の増生と著明な炎症性細胞の浸潤が認められた。

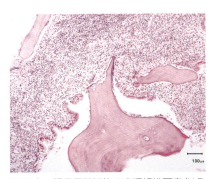

図11-h 腸骨骨髄細片の病理組織写真（H.E.染色）。骨組織の核は染色されず腐骨と考えられ、周囲には著明な炎症性細胞の浸潤が認められた。

5章 サイナスリフトの併発症

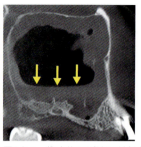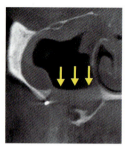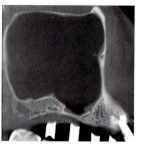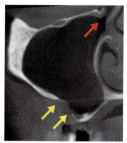

図12-a 術直後の近遠心断（左）と6|部頬舌断（右）CT画像。上顎洞の上方では上顎洞粘膜の腫脹がみられ、生理食塩液や血液の貯留を示す水平線状の陰影が認められた（矢印）。

図12-b 患者はインプラント治療を強く希望したため、術後1年にCT画像で診断を行った。近遠心断（左）と6|部頬舌断（右）CT画像では、上顎洞粘膜の腫脹は消失し、自然口も開存していたが（赤矢印）、ウィンドウ部の骨欠損は残存していた（黄矢印）。

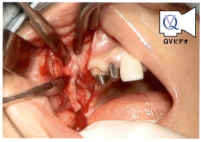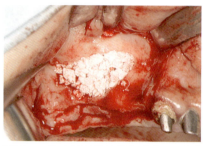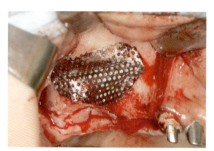

ビデオ5 ウィンドウ部に存在した瘢痕組織を鋭的に切開して粘膜骨膜弁を作製し、上顎洞粘膜骨膜を剥離・挙上した。

図13-a サイナスリフト部にオスフェリオンを填入した。

図13-b ウィンドウ部をチタンメッシュとマイクロスクリューで強固に閉鎖した。

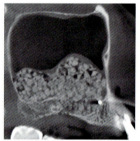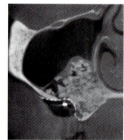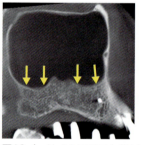

図13-c 術直後の近遠心断（左）と6|部頬舌断（右）CT画像。サイナスリフト部には顆粒状のX線不透過像がみられ、上方には剥離された上顎洞粘膜骨膜の陰影が認められた。

図13-d サイナスリフト後10ヵ月の近遠心断（左）と6|部頬舌断（右）CT画像。顆粒のサイズは小さくなり、新上顎洞底部にX線不透過性のラインが認められた（矢印）。

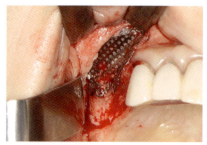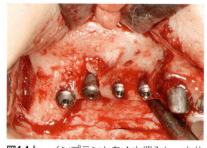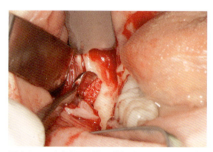

図14-a サイナスリフト後11ヵ月にインプラントの埋入術を行った。粘膜骨膜弁を作製し、チタンメッシュとマイクロスクリューを除去した。

図14-b インプラントを4本埋入し、十分な初期固定が得られた。しかし、歯槽骨の頬舌幅が薄かったため、インプラントの表面が露出した。

図14-c 右側下顎枝の前縁部から、イージーボーンシェーバー®を用いて自家骨を採取した。

4 自家骨を用いたサイナスリフトの術後感染におけるリカバリー

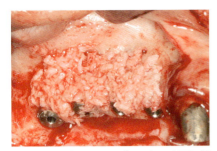
図14-d 露出したインプラントの表面に採取した自家骨を設置。

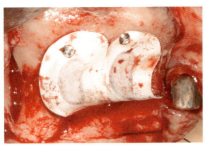
図14-e GBR部にゴアテックス膜を設置し、マイクロスクリューで固定した。

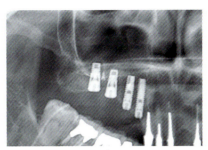
図14-f 埋入直後のパノラマX線写真。4本のインプラントが埋入された。

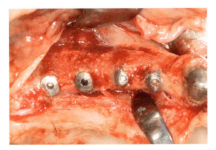
図15-a インプラント埋入後6ヵ月に二次手術を行った。ゴアテックス膜を除去すると、GBR部には硬組織が存在した。

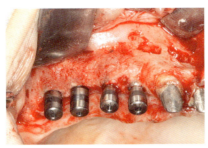
図15-b すべてのインプラントに骨結合が獲得されていたため、スクリュー固定による上部構造を作製した。

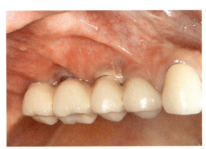
図15-c サイナスリフト後8年の口腔内写真。インプラント周囲の粘膜には炎症所見を認めなかった。

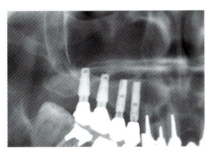
図15-d 同パノラマX線写真。インプラント周囲にはX線不透過像が認められた。

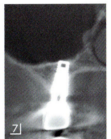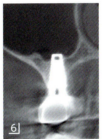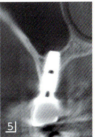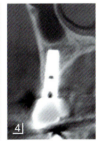
図15-e 同頬舌断CT画像。インプラント周囲には、皮質骨様と海綿骨様のX線不透過像が認められた。また、上顎洞は下方に拡大していたが、上顎洞粘膜に腫脹は認めなかった。

> **POINT**
>
> ### 上顎洞粘膜の再生能は高い
>
> サイナスリフトの術後感染で上顎洞炎が生じた場合、原因の除去が第一選択と考えられる。感染により扁平上皮化生した上顎洞粘膜は、線毛運動機能が失われるため、摘出すべきと以前は考えられていた。しかし、本症例のように感染源を除去することによって、上顎洞粘膜の線毛運動は正常に回復し、自然口も開存する。
>
> ### 上顎洞炎を発症しても、患者はインプラント治療を希望する場合がある
>
> サイナスリフトの術後感染によって、患者は精神的および肉体的に大きなダメージを受ける。しかし、本症例のようにインプラント治療を強く希望する場合があるため、インプラント治療を達成できるリカバリー法を考慮する必要がある。

非吸収性アパタイトを用いた サイナスリフトの術後感染 5

　非吸収性アパタイトはX線不透過性が高いため、サイナスリフト部のボリュームが維持されているように見える。しかし、アパタイトの周囲に骨が形成されているか否かをCT画像で診断することは困難で、術後感染では非吸収性アパタイトの摘出範囲を決定するのが難しい。

▼患者：70歳、女性

　約3年前に某歯科医院で右側下顎のインプラント治療を受けたが、インプラントが自然に脱落したとのことで、紹介され来院した。一方、約4年前に非吸収性アパタイトを用いたサイナスリフトを併用して、右側上顎部にインプラント治療を受けたとのことであった。

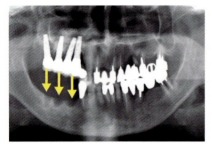
図16-a　初診時のパノラマX線写真。7̄6̄5̄部にX線透過像（矢印）が認められた。

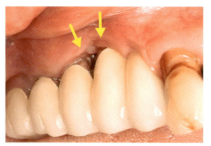
図16-b　6̄5̄部のインプラント周囲粘膜は退縮し、同部から排膿が認められた（矢印）。

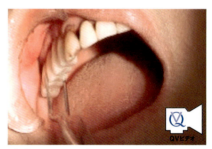
ビデオ6　インプラントの上部構造に動揺が認められた。

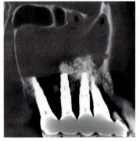 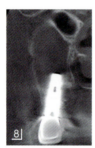 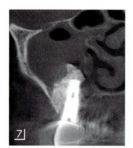 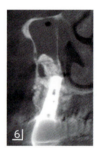 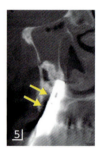
図16-c　初診時の近遠心断と8̄-5̄部頰舌断CT画像。上顎洞粘膜は著明に腫脹し、サイナスリフト部には顆粒状のX線不透過像が認められた。また、5̄部インプラントの頰側にX線透過像が認められた（矢印）。

　インプラントの上部構造に動揺がみられ、上顎洞粘膜に著明な腫脹を認めたため、某病院歯科口腔外科にインプラントおよび骨補填材の摘出術を依頼した。

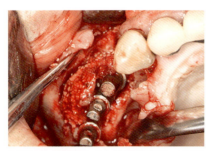
図17-a　歯槽頂から上顎洞前壁部に人工骨の顆粒が認められた。

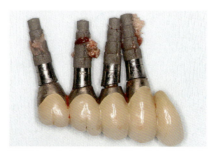
図17-b　すべてのインプラントに骨結合を認めなかった。

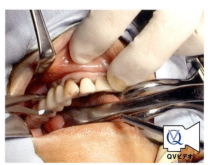
ビデオ7　人工骨塊には強度を認めず、インプラントは容易に摘出された。

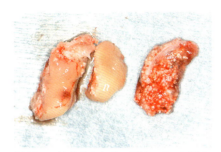

図18-a 摘出された人工骨塊。人工骨塊には明瞭な顆粒がみられ、硬さは数の子様で、表面には浮腫状の上顎洞粘膜が付着していた。

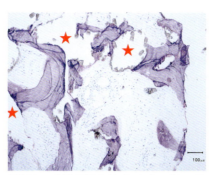

図18-b 非脱灰標本(トルイジンブルー染色)。人工骨(★)の周囲には骨組織がみられたが、骨組織の周囲には軟組織が認められた。

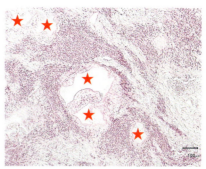

図18-c 非脱灰標本(H.E.染色)。人工骨(★)の周囲には線維性結合組織がみられ、著明な炎症性細胞の浸潤が認められた。

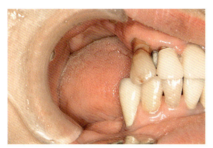

図19-a 摘出後8ヵ月の口腔内写真。右側上顎の歯槽頂は著明に陥凹していた。

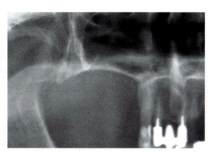

図19-b 同パノラマX線写真。右側上顎の歯槽骨は欠損し、インプラント治療は困難と考えられた。

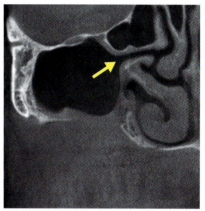

図19-c 7│部頬舌断CT画像。上顎洞粘膜の腫脹は消失し、自然口も開存していた(矢印)。しかし、頬舌的に広範囲の歯槽骨欠損が認められた。

POINT

いったんは人工骨の周囲に骨が形成されていた

サイナスリフト後に上部構造が装着されていたことから、いったんはすべてのインプラントに骨結合が獲得されていたと思われた。しかし、何らかの原因でサイナスリフト部に感染が起こり、形成された骨が吸収した。さらに、非吸収性のアパタイトが二次的な感染源となり、サイナスリフト部全体に感染が拡大したと考えられた。

インプラント周囲に異物が存在することは、インプラント治療の長期的な予後の不安材料となる

非吸収性のアパタイトを用いた骨造成術において、インプラントの骨結合はアパタイトの表面に形成された新生骨によって獲得される。したがって、アパタイトが二次的に感染源になった場合、アパタイト表面の骨が吸収し、骨結合が破壊される可能性がある。

Bio-Oss®を用いたサイナスリフトの術後感染

6

Bio-Oss®（以下®略）は、ウシ骨由来の天然アパタイトで、周囲に新生骨が形成されて強度が生じ、ゆっくりではあるがBio-Oss自体も骨に置換すると報告されている[1]。しかし、Bio-Ossが長期にインプラント周囲に残存した場合、非吸収性アパタイトと同様に、骨結合を喪失するリスクがある。

▼患者：69歳、男性

約10年前に、Bio-Ossを用いたサイナスリフトを併用し、7-4|部のインプラント治療を受けた。2ヵ月前に76|部のインプラントが自然に脱落し、頭痛、鼻閉感および後鼻漏があるとのことで、紹介され来院した。

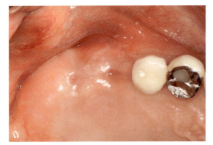

図20-a 初診時の口腔内写真。76|部歯槽頂の歯肉は陥凹していた。

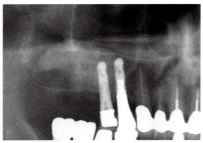

図20-b 同パノラマX線写真。7-4|のサイナスリフト部に顆粒状のX線不透過像が認められた。

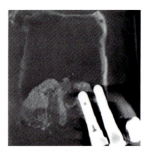

図20-c 同近遠心断CT画像。上顎洞粘膜が著明に腫脹していた。

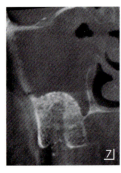
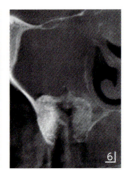

図20-d 76|部の頬舌断CT画像。インプラント埋入窩にX線透過像と顆粒状のX線不透過像が認められた。

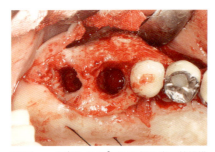

図21-a 76|部インプラント埋入窩の軟組織を摘出した。

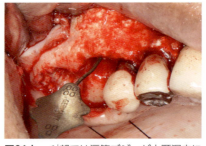

図21-b 6|部では涙管ブジーが上顎洞内に挿入され、同部で上顎洞との交通が認められた。

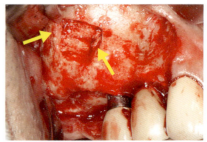

図21-c 上顎洞前壁の硬組織を採取し（矢印）、術後感染がサイナスリフト部のBio-Ossに及ぼす影響を検討した。

1. Sartori S, Silvestri M, Forni F, Icaro Cornaglia A, Tesei P, Cattaneo V. Ten-year follow-up in a maxillary sinus augmentation using anorganic bovine bone (Bio-Oss). A case report with histomorphometric evaluation. Clin Oral Implants Res 2003；14(3)：369-372.

図22-a 7|部摘出物(左)、X線写真(中央)および病理組織写真(脱灰標本、H.E.染色)(右)。軟組織中に顆粒状のX線不透過像が認められた。Bio-Ossの周囲に一部骨組織を認めたが(矢印)、ほとんどは線維性結合組織で、若干の炎症性細胞の浸潤が認められた。

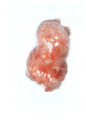
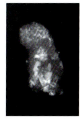
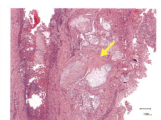

図22-b 6|部摘出物(左)、X線写真(中央)および病理組織写真(脱灰標本、H.E.染色)(右)。軟組織中に顆粒状のX線不透過像が認められた。Bio-Ossの周囲に線維性結合組織がみられ、著明な炎症性細胞の浸潤が認められた。

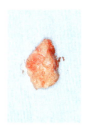
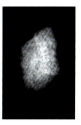
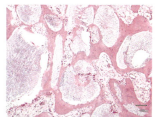

図22-c 上顎洞前壁から採取した硬組織(左)、X線写真(中央)および病理組織写真(脱灰標本、H.E.染色)(右)。顆粒状のX線不透過像が、高密度に存在していた。Bio-Ossの周囲に骨組織を認め、多数の異物巨細胞が存在していた。しかし、炎症性細胞の浸潤は認めず、感染は生じていないと考えられた。さらに、Bio-Ossの周囲には多数の異物巨細胞が存在していたことから、10年が経過しても生体のBio-Ossに対する異物反応が継続していると思われた。

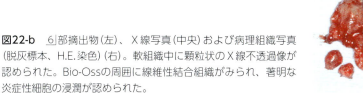
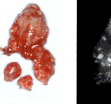
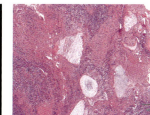

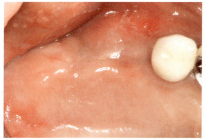

図23-a 術後10ヵ月の口腔内写真。76|部歯肉に若干の陥凹がみられたが、炎症所見を認めなかった。

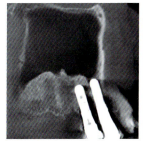

図23-b 同近遠心断CT画像。上顎洞粘膜の腫脹は消失していた。

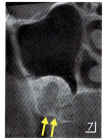
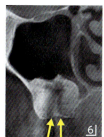

図23-c 同76|部頬舌断CT画像。骨欠損部のX線不透過性は亢進し、歯槽頂部にX線不透過性のラインが認められ(矢印)、同部には新生骨が形成されていると判断し、紹介医にインプラントの埋入手術を依頼した。

POINT

76|部の軟組織中にBio-Ossが存在した理由は？

骨補填材としてBio-Ossを用いた場合、Bio-Ossの表面に形成された新生骨によって骨結合が獲得される。しかし、インプラントに何らかの原因で感染が生じた場合、Bio-Oss表面の骨が吸収し、遊離したBio-Ossが生体の異物排除機能によって、インプラント埋入窩に溢出したと考えられた。

なぜ、上顎洞炎が生じたのか？

6|部の軟組織には著明な炎症性細胞の浸潤が認められ、同部の上方では硬組織が存在しなかったことから、6|部インプラントの感染が上顎洞に波及したと考えられた。

7 オスフェリオン®を用いたサイナスリフトの術後感染（1）

オスフェリオン®は（以下®略）高純度β-リン酸三カルシウム（β-TCP）顆粒で、自家骨に置換するため、異物として残存しないという利点がある。さらに、オスフェリオンを用いたサイナスリフトで術後感染が生じても、2回の小手術で骨が再生した症例を4例経験した。

▼**患者：44歳、女性**
　約3週前に、某病院でオスフェリオンを用いた右側サイナスリフトを施行したが、頭痛、鼻閉感および後鼻漏があるとのことで紹介され来院した。

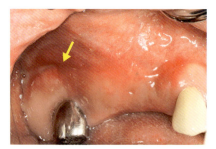

図24-a 初診時の口腔内写真。7-4部歯肉に発赤と圧痛がみられ、7上方から排膿が認められた（矢印）。

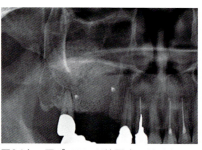

図24-b 同パノラマX線写真。サイナスリフト部に顆粒状のX線不透過像が認められた。

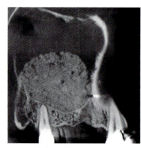

図24-c 同近遠心断CT画像。上顎洞粘膜は著明に腫脹し、7に歯根膜腔の拡大が認められた。

＜1回目の処置＞

　CT画像で7に歯根膜腔の拡大が認められたため、7歯髄壊疽による術後感染を疑い、紹介医に根管治療を依頼したが、生活歯であったとのことであった。上顎洞炎に対する消炎処置として、ウィンドウ部に設置されたコラーゲン膜とマイクロスクリューを除去した（**図25-a、b、ビデオ8**）。さらに、ウィンドウ部に存在したオスフェリオンの一部を摘出したが、同部には上顎洞前壁と思われる骨片も含まれていた（**図25-c、d**）。

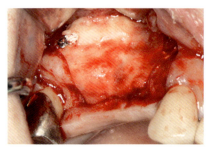

図25-a ウィンドウ部にコラーゲン膜とマイクロスクリューが認められた。

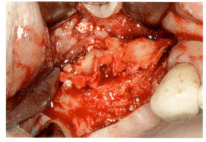

図25-b コラーゲン膜に強度はなく、除去は容易であった。

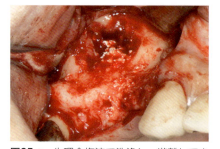

図25-c 生理食塩液で洗浄し、遊離してきたオスフェリオンを除去した。

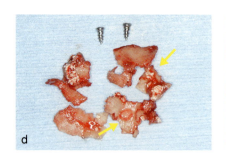

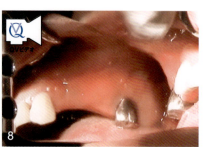

図25-d 上顎洞前壁と考えられる骨片が存在していた（矢印）。

ビデオ8 ウィンドウ部のコラーゲン膜、マイクロスクリューおよびオスフェリオンの一部を摘出した。

7 オスフェリオン®を用いたサイナスリフトの術後感染(1)

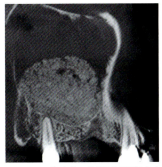
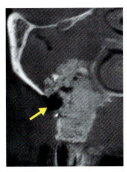
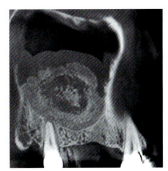
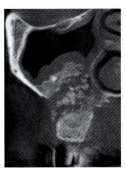

図26-a　術直後の近遠心断(左)と6|部頬舌断(右)CT画像。上顎洞粘膜に腫脹がみられ、ウィンドウ部にはX線透過像が認められた(矢印)。術後の臨床経過は良好で、上顎洞炎の症状は徐々に消退した。

図26-b　術後4ヵ月の近遠心断(左)と6|部頬舌断(右)CT画像。サイナスリフト周辺部で顆粒のサイズは小さくなり、内部にドーナツ状のX線透過像がみられ、中心部には顆粒状のX線不透過像が認められた。

＜2回目の処置＞

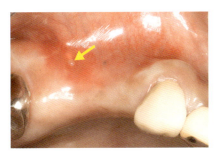
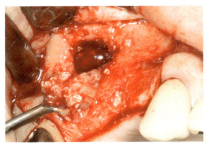
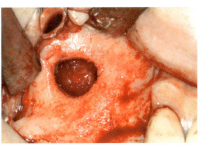

図27-a　術後4ヵ月の口腔内写真。上顎洞炎の症状はなかったが、6|部に瘻孔が認められた(矢印)。

図27-b　脆弱な軟組織と中心部の顆粒を摘出した。

図27-c　欠損部の周囲には硬組織が存在し、上顎洞への交通は認めなかった。

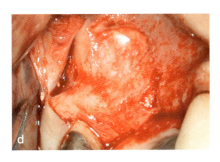
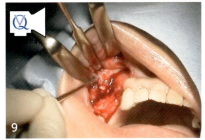

図27-d　欠損部にテルダーミスを填入し、創を閉鎖した。

ビデオ9　軟組織は脆弱で、中心部にオスフェリオンが存在していた。周辺部を十分に掻爬し、生理食塩液で洗浄を行った。

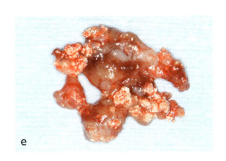
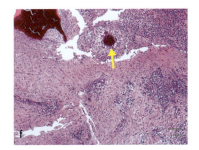

図27-e　摘出物写真。オスフェリオンが軟組織に被包されていた。

図27-f　摘出物の病理組織写真(脱灰標本、H.E.染色)。炎症性細胞の浸潤をともなう線維性結合組織と人工物が認められ、人工物の周囲には異物巨細胞が認められた(矢印)。

5章 サイナスリフトの併発症

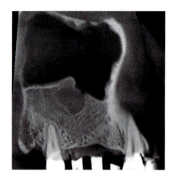
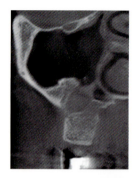

図28-a 2回目の処置後10ヵ月の近遠心断(左)と6̲部頬舌断(右)CT画像。サイナスリフト部に皮質骨様と海綿骨様のX線不透過像が認められ、同部には骨が形成されていると考えられた。

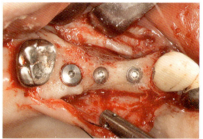

図28-b サイナスリフト部に骨が存在し、654̲部に3本のインプラントを埋入した。

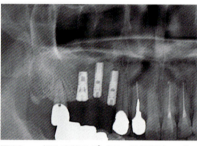

図28-c 埋入直後のパノラマX線写真。インプラント周囲にはX線不透過像が認められた。

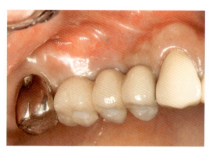

図28-d スクリュー固定にて上部構造を装着した。

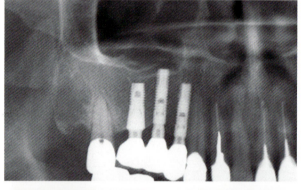

図28-e インプラント埋入後7年のパノラマX線写真。インプラント周囲にはX線不透過像が認められた。

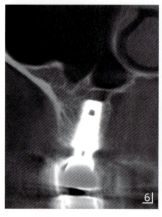
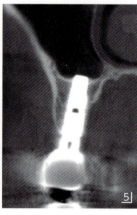
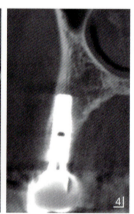

図28-f 同頬舌断CT画像。インプラント周囲には皮質骨様と海綿骨様のX線不透過像が認められた。

> **POINT 生体は骨に置換しないオスフェリオンを分離する**
> オスフェリオンを用いたサイナスリフトで術後感染が起こった場合、生体は骨に置換しないオスフェリオンを軟組織で被包し、ウィンドウ部から排泄する反応が生じる。一方、排除されなかったオスフェリオンは骨に置換したため、2回の小手術によって、インプラント治療が達成できた。

オスフェリオン®を用いた サイナスリフトの術後感染(2) 8

筆者は前著で、「ドレーンを挿入すると、サイナスリフト後の顔面腫脹が軽減する」と記載した。しかし、ドレーンを深く入れ過ぎた場合、デッドスペースによって術後感染を生じる場合がある。

▼患者：60歳、男性

456欠損に対してオスフェリオンを用いたサイナスリフトを施行し、ウィンドウ部をチタンメッシュで閉鎖後、近心縦切開部にドレーンを設置した（**図29-a、b**）。術後3日目にドレーンを抜去したが、上顎洞前壁が陥凹してたため、若干のデッドスペースが生じた。

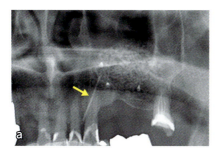 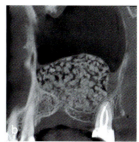 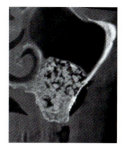

図29-a サイナスリフト直後のパノラマX線写真。近心縦切開部にペンロースドレーン®のX線不透過像が認められた（矢印）。

図29-b 同近遠心断（左）と6部頰舌断（右）CT画像。サイナスリフト部に顆粒状のX線不透過像が認められた。

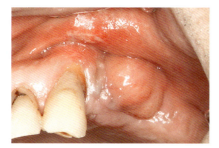 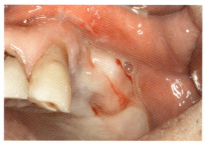 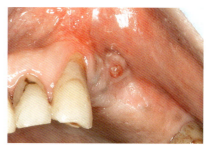

図30-a サイナスリフト後2週の口腔内写真。56部頰側に膿瘍形成が認められた。

図30-b 切開により帯乳白色粘稠な膿が流出した。

図30-c 切開後1ヵ月では5部に瘻孔が残遺し、若干の頭痛と鼻閉感を訴えた。

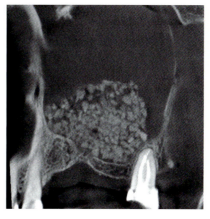 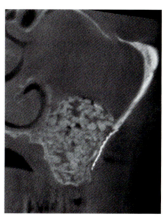

図30-d 膿瘍切開後1ヵ月の近遠心断（左）と6部頰舌断（右）CT画像。上顎洞粘膜は著明に腫脹し、含気腔を認めず、上顎洞炎が生じていると考えられた。

＜1回目の処置＞

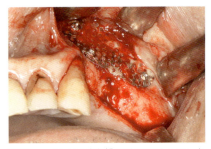

図31-a　ウィンドウ部のチタンメッシュとマイクロスクリューを除去した。

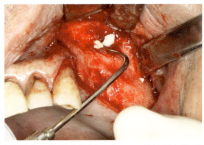

図31-b　生理食塩液でウィンドウ部を洗浄し、遊離してきたオスフェリオンを摘出した。

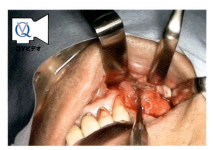

ビデオ10　チタンメッシュの表面には膿汁がみられ、直下には不良肉芽が認められた。

＜2回目の処置＞

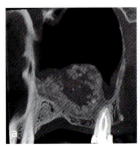
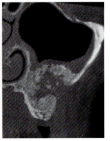

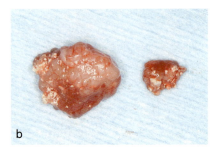

図32-a　1回目の処置後8ヵ月の近遠心断（左）と|6部頬舌断（右）CT画像。サイナスリフト周辺部の顆粒は小さくなり、中心部に若干の顆粒を含むX線透過像が認められた。

図32-b　サイナスリフト部の中心に存在したX線透過像部を摘出した。軟組織にはオスフェリオンが含まれ、摘出部の周囲には硬組織が存在していた。

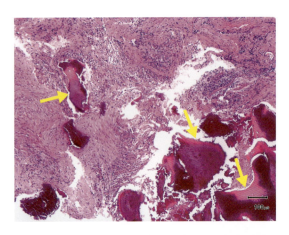

図32-c　摘出物の病理組織写真（脱灰標本、H.E.染色）。炎症性細胞の浸潤をともなう線維性結合組織、人工物および幼弱な骨組織（矢印）が認められた。

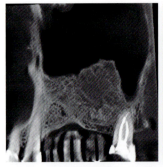
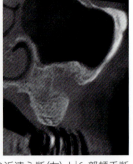

図33-a　2回目の処置後8ヵ月の近遠心断（左）と|6部頬舌断（右）CT画像。上顎洞粘膜の腫脹は消失していた。サイナスリフト部には皮質骨様と海綿骨様のX線不透過像が認められたため、紹介医にインプラント治療を依頼した。

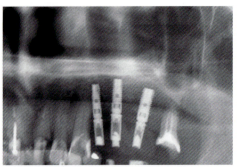

図33-b　経過観察時のパノラマX線写真。3本のインプラントが埋入され暫間補綴装置が装着されていた。

ソケットリフトの併発症

1 ソケットリフトで骨結合が獲得されなければ、口腔上顎洞瘻が生じる
2 補綴後にインプラントが脱落し、口腔上顎洞瘻が生じる場合がある
3 インプラントの上顎洞迷入
4 迷入したインプラントは体位によって上顎洞内を移動する
5 インプラントの上顎洞迷入は、人間関係を崩壊させるリスクがある

ソケットリフトで骨結合が獲得されなければ、口腔上顎洞瘻が生じる 1

ソケットリフトで骨結合が獲得されずにインプラントを抜去した場合、上顎洞底部の骨吸収が起きて、口腔上顎洞瘻が生じる場合がある。また、インプラントの直径は4mm前後であるため、上顎洞底部の骨欠損が5mm以上になる可能性があり、上顎洞閉鎖術が必要となる。

▼患者：54歳、男性

某歯科医院で約6ヵ月前に6⏌部、約4ヵ月前に⌊5部にソケットリフトを併用してインプラントが埋入された。しかし、6⏌⌊5部インプラントに骨結合が獲得されず、同部に口腔上顎洞瘻が残遺したため、紹介され来院した。

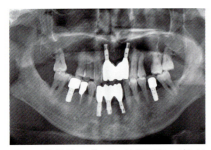

図1-a 初診時のパノラマX線写真。6⏌⌊5は欠損し、上顎洞は同部で下方に発達していた。

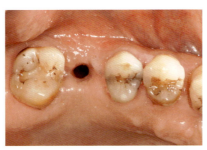

図1-b 初診時の口腔内写真。6⏌部に瘻孔が存在していた。

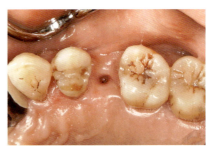

図1-c 初診時の口腔内写真。⌊5部に瘻孔が存在していた。

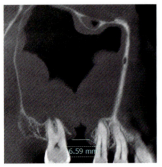
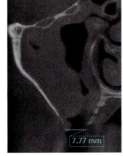

図2-a 初診時の近遠心断（左）および6⏌部頬舌断（右）CT画像。上顎洞粘膜は著明に腫脹し、6⏌部歯槽頂に骨欠損が認められた。

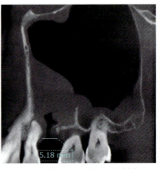

図2-b 初診時の近遠心断（左）および⌊5部頬舌断（右）CT画像。上顎洞粘膜は腫脹し、⌊5部歯槽頂に骨欠損が認められた。

＜初診までの経過＞

本症例では、紹介医から術前術後の資料を提供いただいたため、初診までの経過を記述する。

6⏌部ソケットリフト：術前のCT画像では、6⏌部の骨高径は1mm程度で、上顎洞粘膜にわずかな腫脹が認められた（**図3-a**）。ソケットリフトを併用してインプラントを埋入し、十分な初期固定が得られた（**図3-b、c**）。術後経過は良好であったが、術後1ヵ月にカバースクリューが露出し、術後2ヵ月にインプラントが自然に脱落した（**図3-d**）。術後3ヵ月に上顎洞炎の症状が生じ、同部を掻爬すると多量の排膿が認められた。投薬によって急性症状が改善したため、術後4ヵ月に上顎洞閉鎖術を施行したが、排膿とともに創が哆開した。

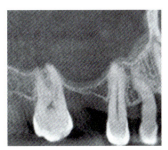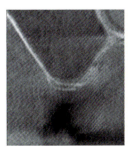 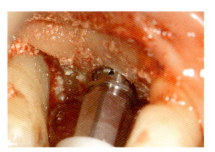

図3-a　術前の近遠心断（左）および 6|部頬舌断（右）CT画像。上顎洞は下方に発達し、6|部の骨高径は1mm程度であった。

図3-b　ソケットリフトを併用して3.75×10mmのインプラントを埋入し、十分な初期固定が得られた。

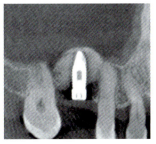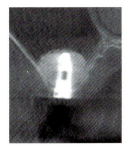 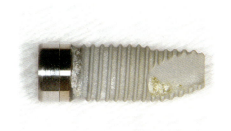

図3-c　術直後の近遠心断（左）および 6|部頬舌断（右）CT画像。インプラント周囲にドーム状のX線不透過像が認められた。

図3-d　術後2ヵ月、患者は自然に脱落したインプラントを持参した。

|5 部ソケットリフト：術前のCT画像では、|5 部の骨高径は3mm程度で、上顎洞粘膜に若干の腫脹が認められた（図4-a）。ソケットリフトを併用してインプラントを埋入し、十分な初期固定が得られたが（図4-b、c）、術後1週にカバースクリューが露出した。術後3ヵ月に排膿が認められたため、インプラントを抜去したが（図4-d）、口腔上顎洞瘻が残遺した。

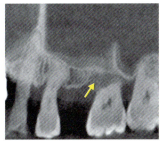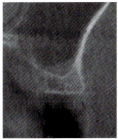 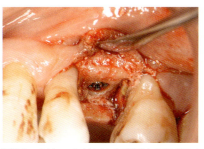

図4-a　術前の近遠心断（左）および|5 部頬舌断（右）CT画像。|5 部の骨高径は3mm程度で、|6 部に骨吸収がみられ（矢印）、上顎洞粘膜に若干の腫脹が認められた。

図4-b　ソケットリフトを併用して3.75×10mmのインプラントを埋入し、十分な初期固定が得られた。

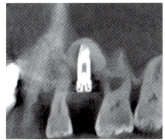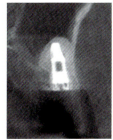 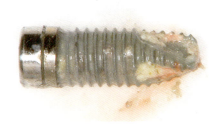

図4-c　術直後の近遠心断（左）および|5 部頬舌断（右）CT画像。インプラント周囲にドーム状のX線不透過像が認められた。

図4-d　摘出したインプラントには膿汁と人工骨が付着していた。

6章 ソケットリフトの併発症

　6|5 部の骨欠損は直径5mm以上であったため、瘻孔切除術と上顎洞閉鎖術を施行した（**図5-a～e**）。術後の経過は順調で、3ヵ月後の口腔内では瘻孔が消失していた（**図5-f**）。

6|部	|5部

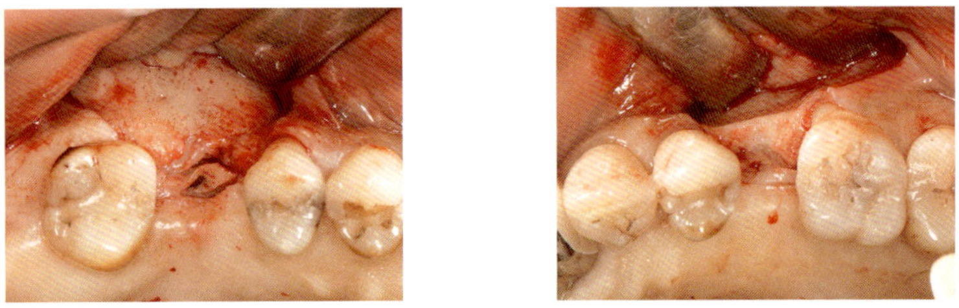

図5-a　瘻孔の頬側と口蓋側に歯槽頂切開を入れて瘻孔を切除し、新鮮創面を形成した。

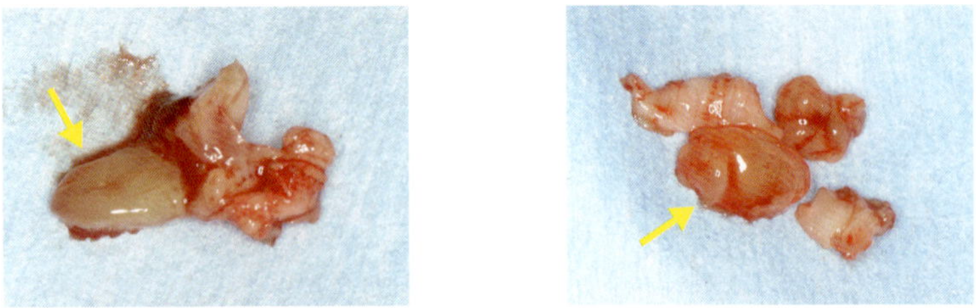

図5-b　瘻孔部に癒着していた浮腫状の上顎洞粘膜を摘出した（矢印）。

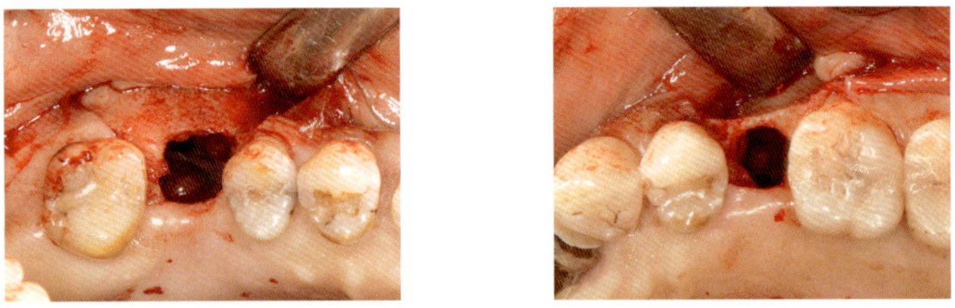

図5-c　インプラント体の直径よりも大きな骨欠損が、歯槽頂部に認められた。

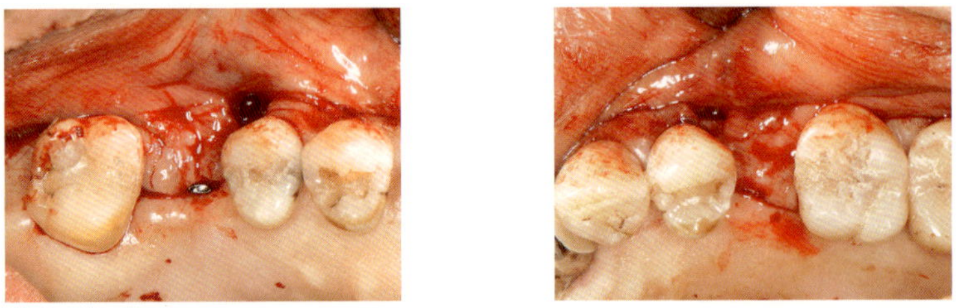

図5-d　ピンセットを放しても粘膜骨膜弁が頬側に移動しない程度まで、十分な減張切開を行った。

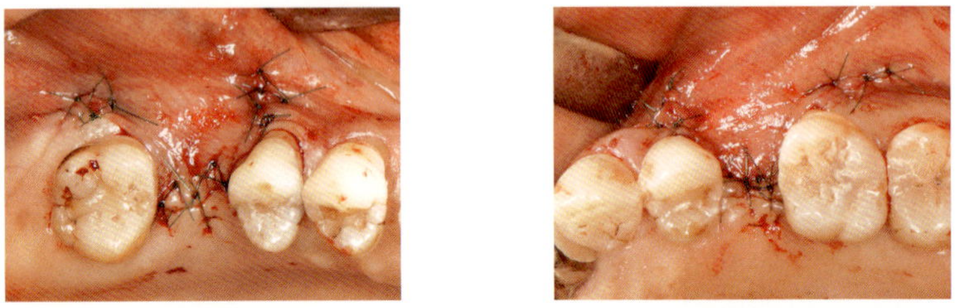

図5-e　5-0ソフトレッチ®（以下®略）を用いて、マットレス縫合で粘膜上皮を合わせた後、単純結節縫合を行った。

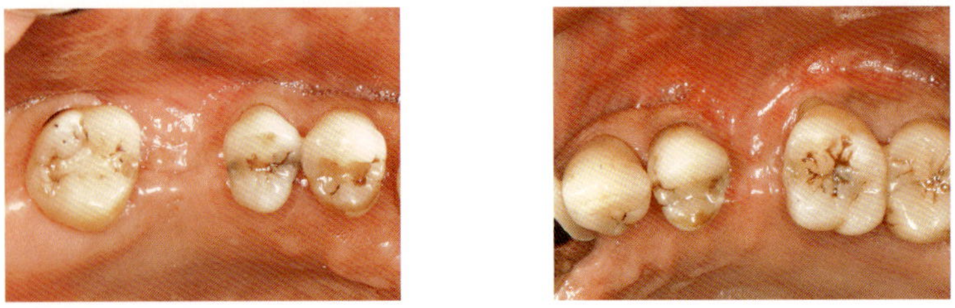

図5-f　術後3ヵ月の口腔内では、瘻孔は消失していた。

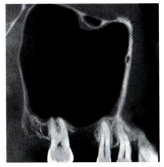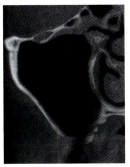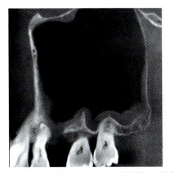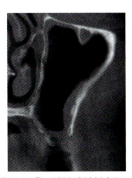

図6-a　術後3ヵ月の右側近遠心断（左）および6|部頬舌断（右）CT画像。上顎洞粘膜の腫脹は消失していた。

図6-b　術後3ヵ月の左側近遠心断（左）および|5部頬舌断（右）CT画像。上顎洞粘膜の腫脹が軽度残存していた。

POINT　口腔上顎洞瘻の存在を確実に診断するためには？

　口腔上顎洞瘻の大きさはさまざまで、ピンホール大であれば見過ごす場合がある。また、鼻をつまんで鼻から空気を出すようにして上顎洞内を陽圧にし、口腔内に空気が漏れないかを確認する方法もあるが、浮腫状の上顎洞粘膜が弁となって空気が漏れない可能性がある。もっとも確実な方法は、頬部を膨らませ、空気が鼻腔に漏れるか否かを確認することである。

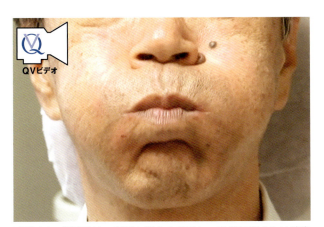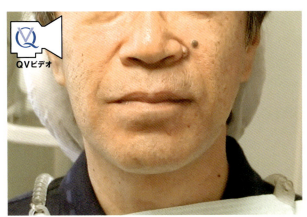

ビデオ1　初診時は、頬部を膨らませても、自然に膨らみは消失した。

ビデオ2　上顎洞閉鎖術後3ヵ月では、頬部を膨らませても空気は鼻腔に漏れず、頬部の膨らみが維持された。

POINT　インプラントの骨結合が獲得されなかった理由は？

　紹介医の手術の技量は高く、術後のCT画像からインプラントの埋入とソケットリフトは成功していると思われた。

　6|部：術前のCT画像では骨高径が1mm程度であったため（図3-a）、インプラントに初期固定を獲得させるためには、かなりの圧力が歯槽骨に加わったと考えられる。したがって、過剰な圧力によって骨に圧迫吸収が生じ、インプラントが自然に脱落したと考えられた。

　|5部：術前のCT画像で、|6部歯槽骨に吸収がみられ、上顎洞粘膜にも若干の腫脹が認められた（図4-a）。したがって、|6部には感染源が存在し、慢性炎症が存在していたと思われる。したがって、|5部のソケットリフトは成功していたと考えられるが、|6部の病巣から二次的に感染が生じた可能性があると思われる。また、術後3ヵ月のCT画像でも上顎洞粘膜の腫脹が残存していたため、|6部に感染源が存在していると思われた。

補綴後にインプラントが脱落し、口腔上顎洞瘻が生じる場合がある 2

　ソケットリフトを併用したインプラントに骨結合が獲得されても、メインテナンス中に骨結合が破壊される場合がある。また、ソケットリフト部に骨吸収が生じた症例では、インプラントの抜去後に口腔上顎洞瘻が生じる可能性がある。

▼患者：53歳、男性

　約3年前にソケットリフトを併用して、6|部のインプラント治療を受けた。しかし、2週前にインプラントが自然に脱落し(図7-a)、口腔内の空気が鼻腔に漏れるとのことで、紹介され来院した。

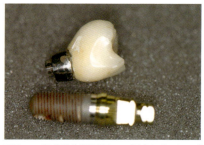

図7-a 患者は歯科医師で、脱落したインプラントと上部構造の写真を提供していただいた。

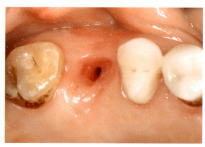

図7-b 初診時の口腔内写真。6|は欠損し、同部に口腔上顎洞瘻が認められた。

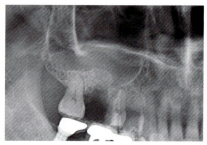

図7-c 初診時のパノラマX線写真。6|部上顎洞底部にはX線不透過像が認められた。

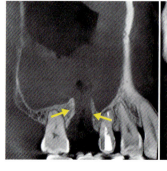
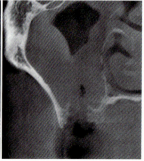

図7-d 初診時の近遠心断(左)および6|部頬舌断(右)CT画像。上顎洞粘膜は著明に腫脹し、6|部で上顎洞底の骨は欠損していた。また、埋入窩周囲の骨表面はスムーズで骨硬化像が認められたことから、骨吸収は長期的に進行していたと考えられた。

＜処置および経過＞

　瘻孔切除術と上顎洞閉鎖術を施行したが、6|部には大きな骨欠損がみられ、上顎洞との交通が認められた。新鮮創面を形成し、十分な減張切開の後、創を閉鎖した(図8-a〜c)。

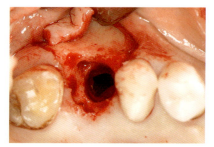

図8-a 6|部には直径8mmの骨欠損が認められた。瘻孔周囲の粘膜を切除し、新鮮創面を形成した。

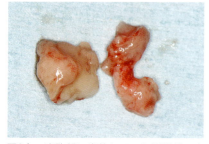

図8-b 瘻孔部に癒着していた浮腫状の上顎洞粘膜を同時に摘出した。

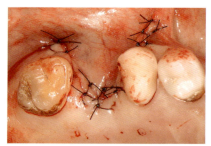

図8-c 十分な減張切開の後、マットレス縫合と単純結節縫合で創を閉鎖した。

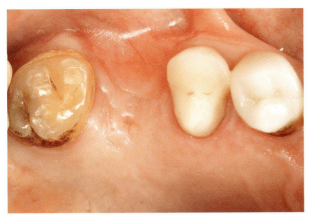

図9-a 術後3ヵ月の口腔内写真。創部の治癒は良好で、瘻孔は消失していた。

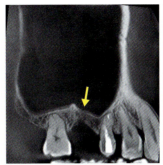
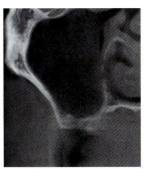

図9-b 術後8ヵ月の近遠心断(左)および6|部頬舌断(右)CT画像。6|部の上顎洞底部にX線不透過像が認められたが(矢印)、歯槽頂部の陥凹は残存していた。患者はインプラント治療を断念したが、インプラント治療を行うためにはGBRなどの歯槽頂部の骨造成術が必要と思われた。

> **POINT** 上顎洞閉鎖術では、瘻孔切除術を確実に行う
>
> 口腔上顎洞瘻の大きさがピンホール大であっても(図10-a、b)、瘻孔の内面には重層扁平上皮が存在するため、必ず瘻孔切除を行う必要がある(図10-c〜f)。つまり、上皮と上皮は結合しないため、瘻孔を切除して新鮮創面を形成しなければ瘻孔は閉鎖しない。

▼**患者：42歳、女性**
6|抜歯後6ヵ月、頬部を膨らませると鼻腔に空気が漏れるとのことで紹介され来院した。

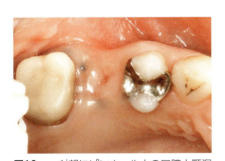

図10-a 6|部にピンホール大の口腔上顎洞瘻が認められた。

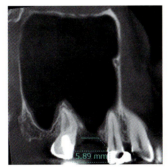

図10-b 近遠心断CT画像では、6|部に5.9mmの骨欠損が認められた。

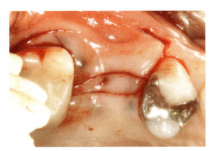

図10-c 瘻孔の頬側と口蓋側に歯槽頂切開を入れ、瘻孔を切除し、新鮮創面を形成した。

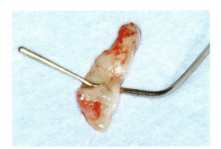

図10-d 切除した瘻孔周囲組織。涙管ブジーが抵抗なく瘻孔に挿入された。

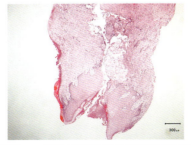

図10-e 瘻孔周囲組織の病理組織写真(H.E.染色)。瘻孔部では重層扁平上皮が内部に向かって増生していた。

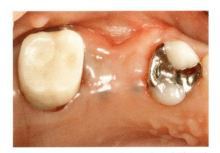

図10-f 術後2週の口腔内写真。瘻孔は消失し、鼻腔への空気漏れも認めなかった。

3 インプラントの上顎洞迷入

ソケットリフトにおいて、インプラントが上顎洞に迷入することは、患者のみならず術者にとってもダメージが大きい併発症である。患者との信頼関係が崩壊しないように、可能な限り低侵襲で早期にインプラントを摘出する必要がある。

ソケットリフト後に生じるインプラントの上顎洞迷入は、二次手術までに生じる場合と二次手術以降に起こる症例がある。

＜二次手術まで＞

おもな原因としては、インプラントの初期固定不足が考えられる。また、術後1週に生じる上顎洞粘膜の腫脹により、インプラントを上顎洞に引き上げる力が発生する(125ページ参照)。したがって、術後2週が経過しても鈍痛や鼻閉感などの症状がある場合は、パノラマX線写真でインプラントの位置を確認する必要がある(**図11-a〜c**)。

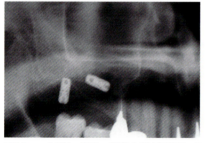

図11-a 64歳、男性。術後3週が経過しても右側頰部の鈍痛が残存し、パノラマX線写真を撮影して上顎洞迷入が発覚した。

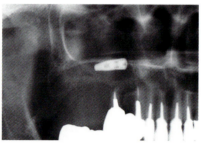

図11-b 59歳、女性。右側頰部に若干の違和感が持続した。術後4ヵ月に二次手術前のパノラマX線写真を撮影し、上顎洞迷入が発覚した。

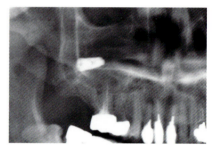

図11-c 35歳、女性。術後2ヵ月は上顎洞炎の症状を認めたが、抗菌薬の投与で改善した。術後5ヵ月に二次手術前のパノラマX線写真を撮影し、上顎洞迷入が発覚した。

＜二次手術以降＞

以下の状態がインプラント周囲に生じている場合、インプラントの上顎洞迷入が生じやすい。
1．インプラントに骨結合が獲得されず、ソケットリフト部にも骨が形成されていない(**図12-a**)。
2．母骨のみに骨結合が獲得されたが、ソケットリフト部に骨が形成されていない(**図12-b、c**)。

もっとも迷入が生じやすいのは、カバースクリューを外すために、ドライバーをカバースクリューの穴に押し込む時と考えられる。また、鼻から空気を吸い込む時は上顎洞内が陰圧になるため、インプラントを上顎洞に引き上げる力が発生する。したがって、インプラントが上顎洞に移動する兆候がみられた場合、鼻から空気を吸わないように指導し、鼻をつまんで鼻腔内圧を上昇させることを試みる。

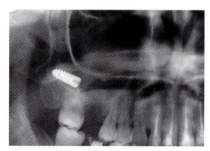

図12-a 32歳、女性。二次手術でドライバーをカバースクリューの穴に挿入した時に上顎洞迷入が生じた。

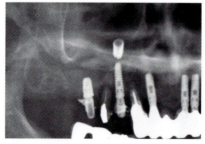

図12-b 81歳、男性。カバースクリューを除去し、ヒーリングアバットメントを連結する時に上顎洞迷入が生じた。

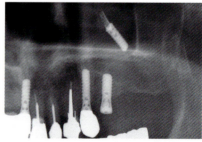

図12-c 65歳、男性。補綴のステップで、アバットメントの装着時に上顎洞迷入が生じた。

上顎洞から自然排泄

▼患者：64歳、男性

約4ヵ月前にソケットリフトを併用して、7部にインプラントの埋入術を施行した。二次手術時にインプラントが上顎洞に迷入したとのことで、主治医から夕方に連絡があった。翌日の午前中に患者とともに主治医が来院し、術直後のパノラマX線写真を持参していただいた（図13-a）。左側上顎洞部にインプラントが存在し、7部インプラントの埋入窩周囲には縫合糸が認められた（図13-b）。

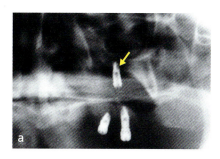 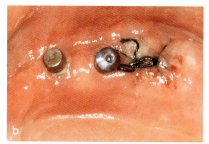

図13-a　術直後のパノラマX線写真。上顎洞部にインプラントが認められた（矢印）。

図13-b　初診時の口腔内写真。7部に縫合糸が認められた。

当院でも三次元的なインプラントの位置を確認するため、パノラマX線写真とCTの撮影を行った。しかし、X線写真では、左側上顎洞にインプラントが存在していなかった（図14-a、b）。術後から現在までの症状を詳しく患者に聞くと、「今朝、左の鼻がムズムズした。気になって鼻をすすると何かがのどに流れた感じがした」との回答が得られた。患者は息苦しさや腹痛などの症状を訴えなかったが、すぐに近所の連携医に胸部と腹部の単純X線撮影を依頼した。腹部単純X線写真では、下行結腸部付近にインプラントと思われるX線不透過物が認められ、自然に排泄されると説明されたとのことであった（図14-c）。

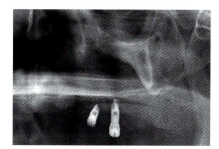 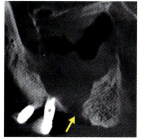 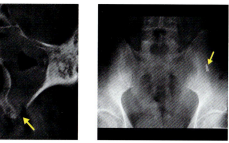

図14-a　初診時のパノラマX線写真。上顎洞部にインプラントは認められなかった。

図14-b　初診時の近遠心断（左）および7部頬舌断（右）CT画像。上顎洞粘膜に腫脹がみられたが、上顎洞内にインプラントは存在していなかった。また、埋入窩と思われる骨欠損が、歯槽頂部に認められた（矢印）。

図14-c　腹部単純X線写真。下行結腸部付近に、インプラントと思われるX線不透過物が認められた（矢印）。

> **POINT　気管内に誤嚥しなくてよかった**
>
> 本症例では、上顎洞粘膜の線毛運動によって、睡眠中に迷入したインプラントが自然口付近に移動したと考えられた。患者が鼻をすすったことによってインプラントが鼻腔に移動し、咽頭部に流れ込んだ稀な症例である。
>
> 万が一、インプラントが気管に入った場合は、全身麻酔下で気管支ファイバーを用いた摘出術が必要となり、大きなトラブルに発展する可能性がある。

4 迷入したインプラントは体位によって上顎洞内を移動する

パノラマX線写真は立位で撮影するが、上顎洞内に迷入したインプラントを摘出する場合は仰臥位で手術を行う。したがって、迷入したインプラントが上顎洞内を移動しやすい環境にあった場合、体位の違いによる重力の変化で、パノラマX線写真や歯科用CT画像の位置とは違う部位にインプラントが移動する場合がある。

▼患者：64歳、男性

約3週前、7⏋6⏋部にインプラントを埋入したが、6⏋部ではソケットリフトを併用したとのことであった。しかし、術後に右側頬部の鈍痛が持続したためパノラマX線写真を撮影したところ、インプラントが上顎洞に迷入していたため、紹介され来院した。

初診時のパノラマ写真では迷入したインプラントが6⏋の上顎洞底部に存在していたが（図15-a）、CT画像では7⏋部インプラントの後方に認められた（図15-b）。通常、パノラマX線写真は立位で、頭部ヘリカルCTは仰臥位で撮影する。したがって、インプラントにかかる重力の違いによって、インプラントが上顎洞内を移動していると考えられた。

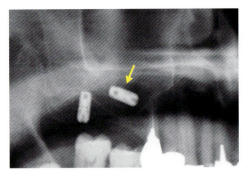

図15-a　初診時のパノラマX線写真（立位で撮影）。6⏋部インプラントが6⏋部上顎底部に認められ、水平に傾斜していた（矢印）。

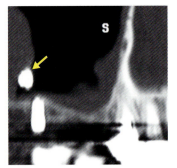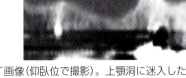

図15-b　初診時の近遠心断ヘリカルCT画像（仰臥位で撮影）。上顎洞に迷入したインプラントは、7⏋部インプラントよりも後方に存在していた（矢印）。

上顎洞前壁からのアプローチで、インプラントの摘出術を施行した（図16-a〜e、ビデオ3）。摘出術は仰臥位で行ったため、インプラントは上顎洞の後壁に存在していた。耳鼻科用の鉗子でインプラントを把持して摘出したが、インプラントの表面には多量のプラークが付着していた。

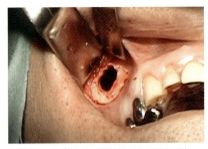 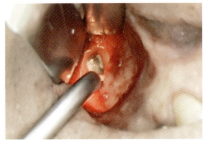 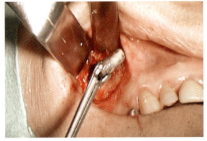

図16-a　54⏋部で上顎洞前壁の骨を開削し、上顎洞内にアプローチした。

図16-b　インプラントは上顎洞の後壁に存在していた。

図16-c　インプラントを耳鼻科用の鉗子で把持し、摘出した。

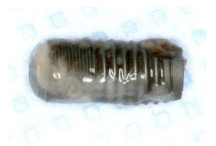
図16-d 摘出したインプラントには、多量のプラークが付着していた。

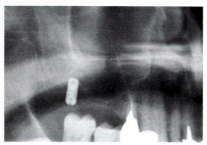
図16-e 術直後のパノラマX線写真。迷入したインプラントは認められなかった。

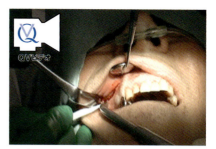
ビデオ3 本症例では、654|歯肉頬移行部に横切開を加え、フラップを作製した。

POINT

6|部で骨開削を行うとインプラントを見つけられない？

本症例のパノラマX線写真では、迷入したインプラントが6|部に存在していた。しかし、インプラントへの最短距離として6|部に骨削除を行った場合、インプラントは6|部に存在せず、インプラントを直視することが困難と考えられる。したがって、インプラントが移動することを考慮して、上顎洞内の全域を見渡せるように、なるべく前方で上顎洞前壁の骨を開削する。

切開線をどこに設定する？

本症例では術野の確保を優先して654|歯肉頬移行部に横切開を入れたが、術後の顔面腫脹と出血が生じやすい（ビデオ3）。また、後日サイナスリフトを行う場合、横切開部が瘢痕化し、粘膜骨膜弁の血流が不良になる可能性がある。現在では、上顎洞の内部を観察しやすい位置をCT画像で判断し、同部に1本の縦切開を入れて上顎洞前壁を露出させている。万が一、縦切開のみで視野が不十分な場合は、最小限の歯槽頂切開を追加するが、できるだけ手術侵襲が小さくなるように配慮する必要がある。

▼患者：32歳、女性

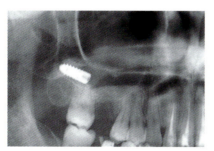
図17-a 初診時のパノラマX線写真。二次手術時にインプラントが上顎洞に迷入し、紹介され来院した。

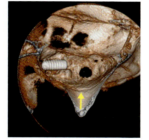
図17-b 右側上方からのボリュームレンダリング画像。6|部（頬骨下陵）からのアプローチではインプラントを直視できない（矢印）。

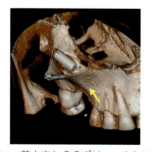
図17-c 前上方からのボリュームレンダリング画像。5|部（頬骨下陵の前方）からアプローチすると視野が良好となる（矢印）。

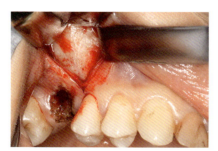
図17-d 5|遠心部に縦切開を入れ、頬骨下陵前方の骨を露出。6|歯槽部粘膜にはレーザーが照射され、粘膜上皮が欠損していた。

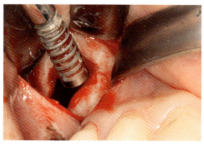
図17-e ストレートタイプの吸引管でインプラントを吸着させ摘出した。

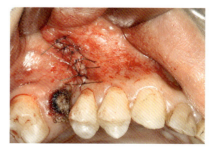
図17-f 5-0ソフトレッチを用いて水平マットレス縫合を行った後、創を閉鎖した。

インプラントの上顎洞迷入は、人間関係を崩壊させるリスクがある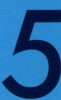

5

　患者は、「ソケットリフトの手術侵襲は小さい」というメリットを信じ、手術を受けている。しかし、上顎洞に迷入したインプラントの摘出術は、ソケットリフトの手術侵襲よりも大きくなるため、できるだけ低侵襲で迅速に行うべきと考えられる。

■ 上顎洞迷入インプラントの摘出術における留意点

1. インプラントが上顎洞に迷入した理由と今後の対応策を、患者に説明する。
2. 迷入したインプラントの位置を、CT画像で三次元的に診断する。
3. ファイバースコープを用いた経鼻的な摘出術は、耳鼻科医に依頼しなければならない。
4. 経鼻的な摘出術は、全身麻酔や入院が必要になる場合がある。
5. 口腔内からの摘出術が容易と思われるが、なるべく静脈内鎮静を併用する。
6. 後日のサイナスリフトを考慮し、適切な位置で最小限の切開と骨開削を行う。

▼患者：76歳、女性
　某歯科医院で、1|1 のインプラントを利用したオーバーデンチャーの治療が行われた。しかし、同部のインプラントに疼痛が生じたため紹介医を受診した。

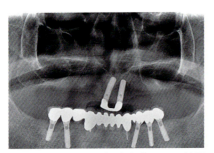

図18-a 紹介医での初診時パノラマX線写真。1|1 部インプラント周囲には骨吸収が認められた。

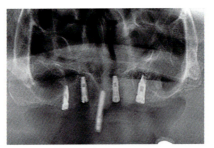

図18-b 術直後のパノラマX線写真。紹介医で4本のインプラントが埋入され、|4 部ではソケットリフトが併用されていた。

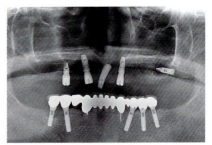

図18-c |4 部二次手術直後のパノラマX線写真。インプラントが上顎洞部に存在していた。（図18-a〜cは紹介医のご厚意による）

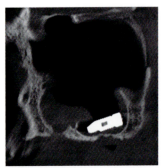

図19-a 初診時の近遠心断CT画像。インプラントは|67 部の上顎洞底部で水平に存在していた。

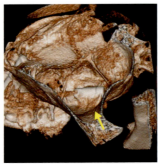

図19-b 左側上方から観察したボリュームレンダリング画像。|67 部からのアプローチ(矢印)では、十分な視野が得られないと思われた。

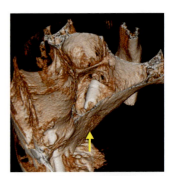

図19-c 前上方から観察したボリュームレンダリング画像。|5 部からのアプローチ(矢印)は、インプラントの摘出が容易と考えられた。

紹介医は患者に十分な説明を行っていたため、患者は迷入したインプラントの摘出術に同意し、即日に静脈内鎮静を併用してインプラントの摘出術を施行した。

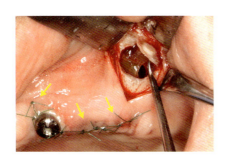

図20-a |5部に縦切開を入れ、上顎洞前壁の骨を除去し、上顎洞内にアプローチした。なお、|234部には、紹介医で二次手術時に縫合した縫合糸が存在していた（矢印）。

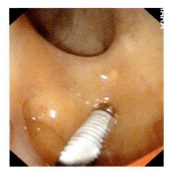

図20-b ファイバースコープ画像。インプラントは骨除去部の近くに認められ、上顎洞粘膜上に存在していた。

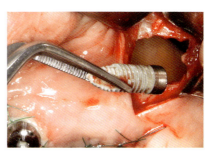

図20-c 歯科用ピンセットでインプラントを把持して摘出した。

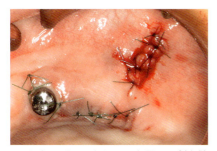

図20-d 5-0ソフトレッチを用いて創を縫合した。

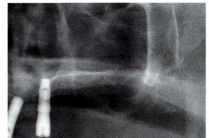

図20-e 術直後のパノラマX線写真。迷入したインプラントは、認められなかった。術後の疼痛は軽度で、顔面の腫脹は認めなかった。また、患者と紹介医との人間関係は良好で、問題なく補綴治療が行われた。

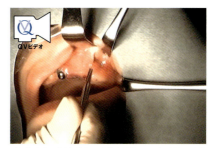

ビデオ4 最小限の手術侵襲で、上顎洞に迷入したインプラントを摘出した。

 POINT

ソケットリフトの併発症を術前に説明しておく

上顎洞にインプラントが迷入した場合、予定外の手術侵襲が生じるのみならず、症例によってはサイナスリフトが必要になる。一方、患者がサイナスリフトを拒否した場合、インプラント治療を断念することになるため、ソケットリフトの併発症と対応策について必ず術前に説明しておくべきである。

ソケットリフトの併発症に対応する連携システムが必要

ソケットリフトを行う歯科医師には、上顎洞閉鎖術および上顎洞内異物除去術を行う知識と技術が必要と考えられる。しかし、術者がソケットリフトの併発症に対応できない場合は、迅速に対応してもらえる連携医を確保し、患者との信頼関係にトラブルが生じないように配慮すべきである。

索 引

え

鋭匙鉗子 034
X線不透過像(物) 019
炎症性細胞 034

お

オステオトーム 016
オスフェリオン 022

か

回復打 012
眼窩底 009

き

気流 010
頬骨下陵 009
頬骨突起 009

け

ゲル層 012

こ

後鼻孔 008
後鼻漏 008
後壁 009
固有腺 011
根尖病巣 031

さ

サイナスリフト(lateral window technique) ......
.... 014

杯細胞 011

し

歯原性 .... 029、031
篩骨洞 008
篩骨漏斗 008
自然口 009
歯槽突起 009
術後感染 029
上顎洞 008
上顎洞粘膜 011
上顎洞粘膜骨膜 013
上顎洞粘膜内骨形成 050
上顎洞迷入 .... 160、162、164
上鼻道 008
診断用ステント 026

す

3DX Multi Image Micro CT FDP 018

せ

前頭洞 008
前壁 009
線毛運動 008

そ

ソケットリフト(osteotome technique) ....
.... 016
ゾル層 012

た

多列線毛円柱上皮	011

ち

チタンメッシュ	014
中鼻道	008
蝶形骨洞	008
腸骨骨髄細片	136、141
蝶篩陥凹	008

て

デプスゲージ	016
テルダーミス	013

と

導管	011、012
トラップドア	014
トレフィンバー	022

な

内壁	009

ね

粘液貯留囊胞	038
粘膜固有層	011

は

Bio-Oss	146
破骨細胞	022
半球状陰影	038

ひ

鼻腔	028
鼻腔底	028
非歯原性	029、038

ふ

ファイバースコープ	033
副鼻腔	008
腐骨	034
プローベ	034

へ

β-リン酸三カルシウム（β-TCP）	022
扁平上皮化生	034
扁平上皮癌	058

ま

マイクロスクリュー	014

ゆ

有効打	012
遊離骨片	050

り

梨状口	027、028

れ

裂開	086

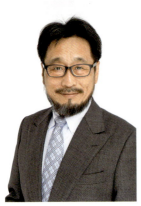

野阪　泰弘(のさか　やすひろ)
医療法人社団
野阪口腔外科クリニック理事長

略歴
1985年　大阪歯科大学卒業
1989年　大阪歯科大学大学院(口腔外科学専攻)修了
1991年　日本生命済生会付属日生病院・歯科口腔外科医長
1995年　名古屋大学医学部口腔外科学講座・文部教官助手
1997年　大阪歯科大学口腔外科学第2講座・非常勤講師
1999年　神戸大学医学部・非常勤講師
2000年　神戸市立西市民病院・歯科口腔外科医長
2005年　野阪口腔外科クリニック・院長
2011年　名古屋大学医学部・非常勤講師
2014年　兵庫医科大学・非常勤講師
2015年　大阪歯科大学インプラント学講座・非常勤講師

おもな論文と著書
1. Nosaka Y, Tsunokuma M, Hayashi H, Kakudo K. Placement of osseointegrated implants in distraction osteogenesis: a pilot study in dogs. Int J Oral Maxillofac implants 2000 ; 15(2): 185-192.
2. Nosaka Y. Placement of implants into distracted bone. Craniofacial distraction osteogenesis. St. Louis; Mosby, 2001, 62-67.
3. Nosaka Y, Tachi Y, Shimpuku H, Kawamura T, Ohura K. Association of calcitonin receptor Gene polymorphism with early marginal bone loss around endosseous implants. Int J Oral Maxillofac implants 2002 ; 17(1): 38-43.
4. Nosaka Y, Kitano S, Wada K, Komori T. Endosseous implants in horizontal alveolar ridge distraction osteogenesis. Int J Oral Maxillofac implants 2002 ; 17(6): 846-853.
5. Nosaka Y, Kobayashi M, Kitano S, Komori T. Horizontal alveolar ridge distraction osteogenesis in dogs: radiographicand histologic studies. Int J Oral Maxillofac Implants 2005 ; 20(6): 837-842.
6. 野阪泰弘. CTで検証する サイナスフロアエレベーションの落とし穴.東京；クインテッセンス出版, 2010.
7. Nosaka Y. Sinus floor elevation Avoiding pitfalls using cone-beam CT. London ; Quintessence Publishing, 2014.
8. Nosaka Y, Nosaka H, AraiY. Complications of postoperative swelling of the maxillary sinus membrane after sinus floor augmentation. J Oral Science & Rehabilitation 2015 ; 1(1): 26-33.
9. 岸本裕允, 吉竹賢祐, 野阪泰弘, 十河基文, 髙岡一樹(eds). 本音を教えて！GPが知りたいインプラント外科Q&A67.東京；医歯薬出版, 2015.
10. 野阪泰弘, 米澤大地, 十河基文, 宗像源博, 堀内克啓. SAFE Troubleshooting Guide Volume 3　外科的合併症編．CTで検証するインプラント手術のトラブル．東京；クインテッセンス出版，2018.

賞与
第39回日本口腔インプラント学会学術大会・優秀研究発表賞
「インプラント予定患者における抜歯窩の軟組織形成について」

連絡
nosasen2@gmail.com

QUINTESSENCE PUBLISHING 日本

CTと動画が語る
サイナスフロアエレベーションの真実
バイオロジーと併発症対策のポイント

2018年9月10日　第1版第1刷発行

著　者　野阪泰弘(のさかやすひろ)

発行人　北峯康充

発行所　クインテッセンス出版株式会社
　　　　東京都文京区本郷3丁目2番6号　〒113-0033
　　　　クイントハウスビル　電話(03)5842-2270(代表)
　　　　　　　　　　　　　　　　(03)5842-2272(営業部)
　　　　　　　　　　　　　　　　(03)5842-2273(編集部)
　　　　web page address　http://www.quint-j.co.jp/

印刷・製本　サン美術印刷株式会社

©2018　クインテッセンス出版株式会社　　禁無断転載・複写
Printed in Japan　　　　　　　　　　　　落丁本・乱丁本はお取り替えします
ISBN978-4-7812-0647-9 C3047　　　　　　定価は表紙に表示してあります